DES

ACCIDENTS GRAVIDO-CARDIAQUES

ET DE

LEURS INDICATIONS OBSTETRICALES

PAR

L. COURRÉJOL,
Docteur en médecine de la Faculté de Paris.

PARIS
A. PARENT, IMPRIMEUR DE LA FACULTÉ DE MÉDECINE
A. DAVY, successeur
31, RUE MONSIEUR-LE-PRINCE, 31

1881

DES

ACCIDENTS GRAVIDO-CARDIAQUES

ET DE

LEURS INDICATIONS OBSTETRICALES

PAR

L. COURRÉJOL,

Docteur en médecine de la Faculté de Paris.

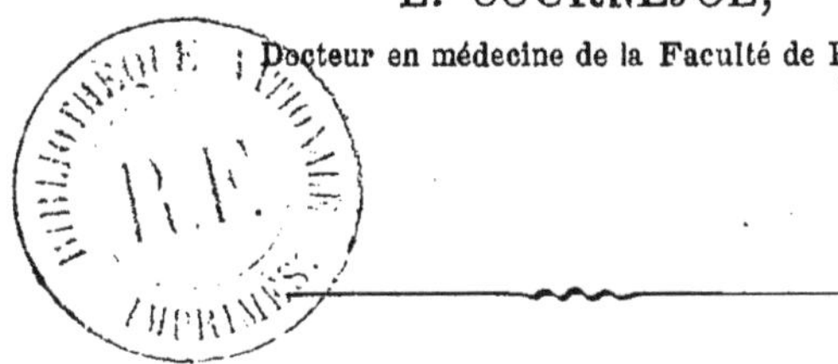

PARIS

A. PARENT, IMPRIMEUR DE LA FACULTÉ DE MÉDECINE

A. DAVY, successeur

31, RUE MONSIEUR-LE-PRINCE, 31

1881

A MON PÈRE ET A MA MÈRE

A MON FRÈRE

A MES AMIS

Courréjol.

A MON PRÉSIDENT DE THÈSE

M. LE PROFESSEUR PETER

A MES MAITRES

DES

ACCIDENTS GRAVIDO-CARDIAQUES

ET

DE LEURS INDICATIONS OBSTÉTRICALES

INTRODUCTION

Une observation relativement récente et inédite d'avortement provoqué et dont la relation nous a été communiquée par son auteur, notre excellent ami M. H. Fourestié, d'Agen, ancien interne des hôpitaux de Paris, nous a donné l'idée d'étudier cette question si intéressante et encore neuve des accidents gravido-cardiaques et d'en faire l'objet de notre thèse inaugurale.

Apportant deux nouveaux faits capables de fixer le terrain encore mouvant des indications de l'avortement provoqué et de l'accouchement prématuré artificiel, notre rôle eût été bien réduit, vu le peu d'observations que nous avions en nos mains, si nous eussions borné notre étude aux indications de l'avortement provoqué et de l'accouchement prématuré artificiel dans les complications cardiaques de la grossesse. Nous avons voulu élargir le champ de notre travail; d'un autre côté, étudier, sous toutes ses faces, l'influence réciproque des maladies du cœur et de la grossesse, eût été refaire, sans avoir à y ajouter grand'chose, un travail d'ensemble qui a été l'objet de la thèse de M. Porak, au concours d'agrégation de 1880. Nous avons donc borné notre étude, et celle-là était mieux en rapport avec nos propres forces, aux accidents que M. le professeur Peter a plus spécialement désignés sous le nom de gravido-cardiaques, accidents qui surviennent chez la mère et chez le fœtus pendant et quelquefois après la grossesse par le fait d'une lésion cardiaque antérieure.

Nous aurons à nous occuper des accidents maternels et des accidents fœtaux, et bien qu'encore ces deux ordres d'accidents se touchent de près et se confondent quelquefois, nous les séparerons et nous en ferons l'objet de deux chapitres particuliers, tant pour la facilité de l'étude que pour les conséquences thérapeutiques que nous tirerons particulièrement de chacun d'eux.

Après avoir fait l'historique des accidents gravido-cardiaques, nous traiterons, dans un premier chapitre, des accidents maternels.

Les accidents fœtaux feront l'objet du chapitre deuxième.

La marche et la pathogénie des accidents gravido-cardiaques feront l'objet du chapitre troisième.

Le chapitre quatrième comprendra le pronostic.

Le chapitre cinquième, la prophylaxie et le traitement médical;

Enfin, vu l'importance que nous attribuons dans notre travail au traitement obstétrical, nous en ferons spécialement l'objet du chapitre sixième.

La symptomatologie des accidents gravido-cardiaques se dégage trop amplement des travaux successifs qui ont été entrepris sur cette question depuis la brillante leçon clinique de M. le professeur Peter et le mémoire de M. Duroziez, pour que nous ayons cru devoir appuyer nos propositions sur un tableau inséré dans notre travail et contenant toutes les observations parues jusqu'à ce jour sur ce sujet. Nous aurions ainsi donné à notre thèse une extension trop considérable, et nous n'aurions d'ailleurs fait que renouveler le travail encore récent de M. Porak. On trouvera, en effet, dans sa thèse d'agrégation un tableau complet des observations publiées jusque vers le milieu de l'année 1880. Nous aurons d'ailleurs, après l'histoire de chaque trouble gravido-cardiaque, le soin de citer à l'appui les observations insérées dans notre travail et que nous désignerons par leurs numéros d'ordre en chiffres romains, et de renvoyer le lecteur aux observations de M. Porak, en les désignant par leurs numéros en chiffres modernes.

Si nous nous étions montré inférieur à notre tâche, que nos maîtres veuillent bien nous tenir compte de l'avoir entreprise. Nous leur adressons ici l'expression de notre vive reconnaissance pour les conseils qu'ils ont bien voulu nous donner. Il est de notre devoir de témoigner spécialement notre gratitude à notre ami, M. Fourestié, à MM. Guéniot, Landouzy, Pinard et Tarnier, professeurs agrégés de la Faculté et à M. le professeur Peter, notre président de thèse.

HISTORIQUE

Cette intéressante question des accidents gravido-cardiaques, entrevue déjà depuis longtemps par quelques médecins et accoucheurs, n'est enfin sortie du demi-jour où on l'avait laissée que depuis quelques années. Il nous a paru bon cependant de signaler après d'autres, en tête de notre travail et par ordre de date les travaux qui ont été faits pour la mettre en lumière.

En 1827, Costa, à l'occasion d'un accouchement spontané survenu à sept mois et demi chez une jeune femme de 21 ans, affectée d'une maladie du cœur, et qui avait présenté des phénomènes asphyxiques considérables durant le dernier mois de sa grossesse, consulta l'Académie sur la question de savoir s'il n'y aurait pas lieu de provoquer l'accouchement, lorsque la grossesse est compliquée d'une maladie qui compromet à la fois la vie de la mère et du fœtus, en supposant que ce dernier soit viable. L'Académie fit répondre par l'intermédiaire d'une commission spéciale : qu'il n'existe aucun cas où il soit permis de provoquer l'accouchement avant terme chez une femme grosse ; et qu'enfin le plus souvent les accouchements provoqués sont funestes à la mère et à l'enfant.

En 1848, MM. Devilliers et Regnault (Anasarques de la grossesse, Arch. de Médec.) ont déjà vu l'anasarque survenir dans la grossesse sous l'influence des maladies du cœur, l'œdème diminuer et disparaître dans les derniers jours, et l'accouchement prématuré soulager les malades et arrêter les progrès de l'asphyxie. Ils concluent qu'il y a lieu de penser à l'accouchement prématuré artificiel en raison des accidents qui sont souvent à redouter, tout en ne se dissimulant pas que de très beaux enfants peuvent naître dans ces conditions.

En 1854, M. Dehous, inspiré par P. Dubois et M. le professeur Pajot, discute, dans sa thèse inaugurale, les indications de l'avortement provoqué et de l'accouchement prématuré artificiel dans le cas de grossesse compliquée de lésions graves du cœur et ne pouvant que croître avec les progrès de celle-ci. L'avortement provoqué ne lui paraît pas encore suffisamment autorisé et les dangers qui entourent le remède lui-même sont la cause de doutes et d'hésitations que l'avenir lèvera peut-être un jour. Quant à l'accouchement prématuré artificiel, il lui paraît entièrement légitime. En effet, si l'art n'intervient pas, mort presque certaine pour la femme comme pour le produit de la conception ; si l'art intervient, moins de chances de vie pour un enfant dont l'existence est malgré tout bien compromise, mais conservation très probabble de la mère à sa famille et à ses autres enfants.

En 1859, M. Larcher publia, dans les Archives de Médecine, sur l'hypertrophie normale et temporaire du cœur liée à la gestation, son important mémoire, fruit de travaux datant de son internat, 1826 et 1827, à la Maternité. Nous y relevons, relativement aux accidents gravido-cardiaques, les remarques suivantes : « Chez les femmes atteintes d'affections cardiaques antérieures et chez lesquelles une grossesse survenait, j'ai vu ces signes de l'affection cardiaque devenir plus accentués à mesure que la grossesse avançait et diminuer ensuite d'intensité à mesure qu'on s'éloignait de l'époque de l'accouchement. J'ai vu, en revanche, chez des femmes atteintes d'une affection cardiaque légère, à peine appréciable, la grossesse amener une aggravation marquée, en même temps que j'assistais au développement de l'hypertrophie cardiaque; et, plusieurs grossesses s'étant succédé à des époques très rapprochées, le cœur avait fini par demeurer constamment hypertrophié. Les intervalles entre les grossesses n'ayant pas permis au cœur de revenir à son état normal, l'affection cardiaque avait fini par se compliquer d'une hypertrophie persistante et pathologique. Lorsqu'une femme atteinte d'une affection du cœur, devient enceinte, les signes de l'hypertrophie nouvelle s'ajoutent à ceux qu'on avait pu constater déjà, et, selon les cas, masquent ces derniers ou les exagèrent. »

En 1866, Martineau, dans sa thèse d'agrégation sur les Endocardites, s'occupe exclusivement de l'endocardite aiguë ou subaiguë puerpérale.

Dans sa thèse de la même année, M. J. Simon ne s'occupe que des maladies puerpérales et de l'hypertrophie du cœur dans le cours de la grossesse. On trouve cependant cette phrase relative à notre sujet : « Les affections chroniques du cœur sont singulièrement aggravées par le développement utérin et le travail mécanique de l'accouchement. »

Cependant les traités d'obstétrique restent muets, ainsi que les traités de pathologie interne.

En 1867, dans une nouvelle édition de son traité, Cazeaux rompt le premier le silence et ajoute les maladies graves du cœur aux cas précédemment admis qui peuvent réclamer l'accouchement provoqué artificiel.

« L'Académie de médecine a certainement eu tort de traiter d'*inconvenante* la proposition que lui fit M. Costa en 1827, et dans laquelle ce médecin demandait s'il n'y avait pas lieu à provoquer l'accouchement toutes les fois que la grossesse est compliquée d'une maladie qui menace prochainement la vie de la mère, en supposant que le fœtus soit viable. Sans aucun doute cette question a besoin d'être mûrie pour être résolue, et la proposition de M. Costa avait le tort d'être trop générale; mais, resserrée dans certaines limites fixées par l'observation, elle recevra et a déjà reçu de nombreuses applications;

une maladie du cœur très avancée, une infiltration générale, avec épanchement dans les grandes cavités, une suffocation imminente, l'existence d'une tumeur anévrysmale considérable, et qui menacerait de se rompre par suite de la gêne que le développement de l'utérus produit dans la circulation générale, sont certainement des accidents aussi graves qu'une perte ou un état convulsif; et lorsque toutes les ressources thérapeutiques ont été vainement épuisées, l'accouchement provoqué me semble praticable. Toutefois il est important de ne prendre une pareille détermination qu'avec une grande prudence, et autant que possible après s'être entouré de confrères éclairés. »

En 1868, 1869 et 1873, M. A. Ollivier publie des mémoires successifs sur l'endocardite puerpérale et signale l'existence de l'hémiplégie dans le cours de l'endocardite chronique pendant la grossesse.

En 1871, M. Putegnat (de Lunéville), publie quelques faits d'obstétricie et entre autres l'observation d'une jeune femme de vingt-huit ans, atteinte d'insuffisance aortique qui, au huitième mois et demi de sa grossesse, accoucha, après un travail de quelques heures, au milieu de troubles asphyxiques considérables. Il pense qu'en pareil cas, en présence de la gêne progressive de la respiration, on aurait dû faire « ou la version podalique dès que l'ouverture de la matrice l'eût permise, ou l'application du forceps. En agissant ainsi, ajoute-t-il, on aurait épargné à la patiente une terrible angoisse, la crainte d'une mort très prochaine et enfin l'aggravation de la maladie du cœur. »

En 1873 parut enfin la première édition du *Traité de Clinique* de M. le professeur Peter. C'est vraiment à ce chercheur infatigable que l'on doit la première exposition magistrale des accidents gravido-cardiaques qu'il avait personnellement entrevus dès 1864. Nous trouvons là plusieurs observations que nous nous faisons un devoir de publier dans notre travail, bien qu'elles aient été déjà citées plusieurs fois, parce qu'à l'autorité de leur auteur se joint une description des troubles gravido-cardiaques, surtout pulmonaires, d'une merveilleuse clarté.

M. le professeur Peter a complété la publication de ses travaux par une communication très remarquée au Congrès médical de Norwich et par un mémoire présenté la même année, 1875, au prix Capuron, resté inédit et qui fut couronné.

C'est lui le premier qui donna aux manifestations morbides des affections du cœur pendant la grossesse le nom de gravido-cardiaques qui leur est resté.

Nous renonçons à analyser ici ces beaux travaux, car nous aurons dans la suite l'occasion fréquente de puiser à une source si autorisée.

Dès 1873 également, M. Duroziez présenta à l'Académie un mémoire sur le même sujet, qui fut publié en 1875 dans les Archives de tocologie. Nous aurons également l'occasion de puiser à ce remarquable travail, surtout à propos de l'influence des maladies du cœur sur la grossesse et son produit; l'analyser ici nous forcerait à des redites.

En 1874, M. le professeur G. Sée consacre à cette question une intéressante leçon qui a été reproduite dans l'*Union médicale* de la même année, et y attire l'attention de ses élèves, surtout sur le pronostic tiré des lésions valvulaires; nous y reviendrons également quand nous traiterons cette question.

Depuis, plusieurs thèses ont été soutenues à la Faculté de médecine sur ce sujet intéressant; nous citerons celles de MM. Berthiot, Marty, Casanova, en 1876.

Nous terminerons enfin la notice historique française par la vaste thèse présentée au Concours d'agrégation de 1880, par M. Ch. Porak.

M. Porak a traité sous toutes ses faces l'influence réciproque des maladies du cœur et de la grossesse, et a fait un choix sévère parmi les observations produites jusque-là, en même temps qu'il en a recueillies de nouvelles.

L'attention ne commence à être éveillée en Allemagne, malgré quelques phrases fugitives qu'on rencontre dans les traités de Plenk, de Busch et de Holl, qu'à partir du traité de Hecker et de Buhl, en 1861, où ces deux auteurs publient deux observations que nous citerons. Pour eux, les affections cardiaques compliquées de grossesse tirent leurs dangers de la réduction de capacité du thorax par la distension de l'utérus et le refoulement diaphragmatique, et des efforts de l'expulsion.

En 1871, Spiegelberg publie un mémoire au sujet de deux observations, l'une avec insuffisance aortique, l'autre avec rétrécissement et insuffisance mitrale. La tension artérielle est augmentée pendant la grossesse, de là les dangers de l'insuffisance aortique dans les derniers mois; la tension veineuse est augmentée après l'accouchement, de là les dangers de l'insuffisance mitrale récente.

Le traitement consiste, pour lui, à donner des forces au muscle cardiaque; il écarte la digitale, comme dangereuse. L'accouchement prématuré artificiel peut être indiqué dans l'insuffisance aortique, jamais dans l'insuffisance mitrale.

En 1872, Lebert insiste sur la fréquence, chez les femmes grosses, des troubles dus aux lésions mitrales, par insuffisance de compensation. La grossesse produit la dégénérescence graisseuse du cœur : de là des troubles asystoliques.

En 1875, Fritsch écarte l'hypertrophie normale du cœur pendant la grossesse, mais admet une dilatation s'accommodant à l'augmentation de la masse sanguine. Il repousse l'augmentation de la tension artérielle avant, et de la tension veineuse après l'accouchement.

En 1876, Lölhein admet une légère dilatation du cœur droit qui le dispose à des irrégularités de fonction quand le champ de l'hématose est diminué par le refoulement diaphragmatique dans les derniers mois de la grossesse (grossesse gémellaire, ascite, etc.), ou par une lésion inflammatoire (catarrhe, pneumonie, épanchement pleural). Pendant l'accouchement, les variations de tension vasculaire, dus aux efforts de l'expulsion, peuvent, mais rarement, provoquer des accidents graves, la mort subite, par exemple. Lölhein repousse la tension veineuse plus considérable après l'accouchement, vu l'amélioration qu'il apporte le plus souvent. Les accidents qui surviennent pendant les couches sont dûs à la gêne circulatoire dans le cœur droit.

En Italie, dès 1863, nous trouvons un très remarquable mémoire de Christoforis Malachia. Cet auteur attribue à la compression de l'utérus sur les gros vaisseaux, situés en avant de la colonne vertébrale, pendant les derniers mois de la grossesse, une hyperémie artérielle au-dessus du point comprimé, et une stase veineuse au-dessous. Il accorde enfin à l'hypertrophie du cœur une grande importance dans la pathogénie des troubles gravido-cardiaques. L'hyperémie supérieure détermine l'apoplexie pulmonaire et cérébrale, et l'œdème du poumon. De plus l'excès de tension artérielle, non seulement détermine l'hypertrophie du ventricule gauche, mais entraîne les modifications du cœur droit et la dégénérescence du myocarde. Il s'est très bien rendu compte de l'aggravation des troubles cardiaques pendant le travail ainsi que de l'amélioration qu'apporte l'accouchement; aussi est-il partisan de l'accouchement prématuré artificiel pour sauver la mère, l'enfant succombant dans presque tous les cas et l'accouchement lui apportant après sept mois et demi quelques chances de vie.

En 1877, M. le professeur Chiara a consacré à cette étude une remarquable leçon et on trouve dans son livre des observations intéressantes. La grossesse n'aggrave pas seulement les maladies du cœur préexistantes, mais peut les déterminer. Il signale aussi, comme chez nous M. le professeur Peter et M. Duroziez, la fréquence des avortements et des accouchements prématurés, la mort du fœtus, les hémorrhagies des couches, la mort subite de la mère.

MM. Grassi et Vérardini, se sont aussi occupés de la question. Ce dernier s'est occupé surtout de l'accouchement prématuré artificiel et de l'accouchement forcé.

Enfin, en Angleterre, paraît en 1877, un travail important de M. Angus Macdonald, dont les conclusions sont basées sur 28 observations.

Magdonald admet l'augmentation de tension artérielle pendant la grossesse et les couches, ainsi qu'une hypertrophie normale de tout le muscle cardiaque.

C'est à ces modifications de la circulation, aux poussées d'endocardite récentes qu'il attribue l'aggravation des maladies du cœur pendant la grossesse.

Il a vu les efforts du travail aggraver les troubles cardiaques et produire une fois une insuffisance momentanée de la valvule tricuspide. Il conseille dans ce cas l'emploi du chloroforme.

CHAPITRE I

ACCIDENTS MATERNELS.

Il est vraiment remarquable que les auteurs ne se soient pas demandé plus tôt ce que la grossesse devait apporter d'influence sur les maladies chroniques du cœur, quelle marche elle leur imprimait et quelles complications pouvaient en résulter au point de vue de la grossesse elle-même. Quoi qu'il en soit, depuis qu'on s'est mis à l'étudier, les observations se sont suffisamment multipliées pour qu'on ait déjà pu tracer les grandes lignes de cette intéressante question pathologique et obstétricale.

Les accidents qui se déroulent lorsque la grossesse vient compliquer les maladies du cœur sont nombreux et complexes, car il y a pour eux dualité d'origine. Les uns tiennent plus spécialement à l'aggravation de la maladie du cœur par le fait de la grossesse, les autres à l'action souvent pernicieuse que la maladie cardiaque exerce sur la grossesse. Les premiers appartiennent à l'asystolie et sont constitués par les principaux phénomènes que celle-ci apporte chez tout cardiopathe, les seconds sont la conséquence directe de cette asystolie. Et pour qu'on ne se méprenne pas sur la signification que nous attachons au terme asystolie, nous dirons qu'avec M. le professeur Parrot (pathologie générale du cœur; Dictionnaire encyclopédique des sciences médicales) nous divisons la marche de la maladie cardiaque en trois périodes, « d'abord celle d'évolution, qui correspond au temps pendant lequel les produits de l'endocardite se transforment en lésion organique; la seconde que nous appellerons anatomique, parce que la lésion organique existe, se révèle par des signes caractéristiques, mais reste localisée et ne trouble en rien les fonctions; la troisième enfin, qui commence avec les premières manifestations d'enrayement circulatoire et ne finit qu'avec la vie. Nous la qualifierons d'asystolique. »

Les accidents de la première catégorie procèdent de la gêne de la petite et de la grande circulation et sont ordinairement précédés ou accompagnés de phénomènes nerveux. Nous avons donc à étudier, séparément, pour que l'étude en soit plus facile et plus complète, les troubles nerveux, les troubles de la petite circulation ou pulmonaires, et les troubles de la grande circulation plus spécialement désignés par les auteurs sous le nom d'asystoliques.

D'un autre côté, bien que nous voulions laisser absolument de côté l'endocardite puerpérale franche, il nous est impossible de laisser hors du cadre de notre sujet les troubles emboliques qui surviennent quelquefois lorsqu'une nouvelle poussée d'endocardite est venue se greffer sur l'endocardite chronique et qui constituent bien au premier chef un accident gravido-cardiaque et des plus graves; car si nous n'avons pas à en tirer de déduction obstétricale, nous aurons à en tenir compte au point de vue prophylactique.

Enfin les accidents de la deuxième catégorie, ceux qui pour nous sont la conséquence directe des premiers, nous les étudierons sous la dénomination de troubles utérins.

Troubles de l'innervation cardiaque. — Les troubles de l'innervation cardiaque n'appelant pas spécialement l'intervention du médecin, à moins d'être graves, il nous est facile de comprendre comment il se fait qu'ils n'aient pas été notés régulièrement dans les observations que nous avons sous les yeux. Le médecin est ordinairement appelé lorsque les troubles pulmonaires ou franchement asystoliques font craindre pour la vie de la malade, et c'est alors ceux-ci qui attirent principalement son attention. Cependant chaque fois qu'ils ont été notés avec soin, les détails sont assez complets, leur physionomie suffisamment bien tracée, pour que nous y retrouvions l'ensemble des troubles nerveux qui caractérisent le début de l'asystolie. Ces troubles peuvent déjà se faire sentir dès le deuxième ou troisième mois, mais c'est dans les trois derniers mois de la grossesse qu'ils surviennent principalement.

Ce sont les palpitations qui ouvrent la marche, et elles deviennent d'autant plus violentes que la grossesse est plus avancée.

Vient ensuite la dypsnée, vraie dypsnée cardiaque qui survient sans que l'auscultation ne dévoile ni engouement, ni congestion, ni œdème pulmonaire, et qui procède par accès plus ou moins réguliers.

Ces palpitations et ces accès de suffocation sont quelquefois accompagnés de battements très pénibles et de courtes syncopes qui surviennent après la moindre fatigue, la moindre émotion morale. Toute occupation devient impossible, le sommeil et la position couchée sont parfois devenus difficiles.

La douleur précordiale est plusieurs fois notée et l'angine de poitrine est rapportée dans une observation où il s'agissait d'une insuffisance aortique.

D'ailleurs ces phénomènes nerveux, principalement les palpitations, sont surtout prédominants dans les lésions de l'orifice aortique et pourraient peut-être dénoter quelquefois quelque poussée inflammatoire à l'origine de l'aorte.

On trouvera des exemples de cette première variété d'accidents gravido-cardiaques dans les observations XIV, XVI, XVIII, XIX, XX, XXI, XXII, XXIII, XXIV, et dans les observations 5, 11, 13, 55, 57 et autres, de M. Porak.

L'observation XXI est un type parfait de ces accidents nerveux.

L'observation XVI est très remarquable en ce que les palpitations étaient accompagnées d'un éréthisme nerveux considérable.

Troubles de la petite circulation ou pulmonaires. — Si l'on considère que les lésions mitrales sont de toutes les lésions cardiaques les plus nombreuses, on doit déjà pressentir la fréquence des troubles pulmonaires dans le cour de la grossesse. Et de fait, la congestion, l'œdème et autres troubles pulmonaires sont de tous les accidents gravido-cardiaques ceux qu'on rencontre le plus souvent.

Ces troubles surviennent ordinairement à partir du cinquième mois de la grossesse, quelquefois avant, plus souvent après.

Leur principal caractère est d'être brusques, subits, de procéder par accès et d'être extrêmement rapides dans leur marche. La malade qui, jusque-là, n'accusait qu'un léger malaise, une légère gêne respiratoire, est prise subitement dans le cours d'une occupation quelconque, après une fatigue même légère, souvent après les repas, lorsque l'estomac est distendu, de dyspsnée intense et de suffocation. La femme en proie à ces accès de suffocation perd parfois l'usage partiel de ses sens, la vision est troublée, l'ouïe est plus ou moins abolie et l'usage de la parole devient plus ou moins difficile. Quelquefois même la perte de connaissance est complète, le visage vultueux, cyanosé. Ces phénomènes qui révèlent un état congestif célébral et pulmonaire, s'accompagnent souvent de bronchorrée et d'hémoptysie. Des lèvres de la malade s'échappe, quelquefois à flots, une écume bronchique tantôt seulement rosée, tantôt au contraire sanguinolente.

Ces phénomènes congestifs et hémorrhagiques, s'accompagnant de tels troubles cérébraux sont ceux qui effrayent le plus l'entourage de la malade, comme la malade elle-même, et quand le médecin est intervenu et a apporté un soulagement de quelques jours, ou bien ils ne reviennent plus ou bien, au contraire, ils reviennent plusieurs fois, toujours par accès, avec le même caractère de brusquerie et le même cortège de phénomènes effrayants.

On les voit cependant procéder quelquefois plus lentement, progressivement.

Le médecin appelé constate le plus souvent à l'auscultation des bouffées de râles crépitants fins et humides à la base de la poitrine, des deux côtés et dans une étendue plus ou moins grande. Quelquefois aussi, l'auscultation révèle une bronchite, une pleurésie survenues sourdement, plus rarement une pneumonie.

A la suite de ces complications pulmonaires, on signale un commencement de travail et l'avortement ou l'accouchement prématuré qui surviennent plus ou moins tôt ont pour effet d'amener ordinairement une amélioration rapide et progressive des troubles pulmonaires.

Pendant ces accès de suffocation, le nombre des mouvements respiratoires s'accroît considérablement, et le pouls filiforme, bat quelquefois jusqu'à 150 fois et plus par minute.

Tantôt ces troubles congestifs et hémorrhagiques des organes respiratoires s'amendent sous l'influence d'un traitement vigoureux et rapide et laissent désormais la grossesse se dérouler sans accidents; tantôt, au contraire, on les voit, se reproduisant par accès, s'aggraver jusqu'au moment de l'avortement, de l'accouchement prématuré ou à terme.

Ils peuvent amener la mort avant, pendant et après l'accouchement.

Après les couches même, des œdèmes, des épanchements qui n'existaient pas pendant la grossesse, peuvent survenir lorsque la circulation paraît devoir être plus facile, la femme étant délivrée. Mais c'est là une exception, et l'amendement des troubles pulmonaires est presque toujours la règle.

Toutes les causes, et ceci est facile à comprendre, qui diminuent le champ de l'hématose, rendront plus prompte et plus redoutable l'asphyxie de la mère ; tels peuvent être la grossesse gémellaire, l'hydramnios, l'ascite, les tumeurs abdominales, le rachitisme. La grossesse gémellaire est toujours la plus grave.

Les observations I, II, III, IV, V, VI, VIII, XII, XIII, XIV, XVII, XXIII, XXIV, XXXIII sont des types plus ou moins variés des accidents pulmonaires. Nous recommandons spécialement la lecture des observations I et XXXIII où la congestion pulmonaire s'accompagne dans l'une de bronchite et dans l'autre de pleurésie ; l'observation XXXIII se signale par la régularité croissante de gravité des accès de suffocation, à mesure que la grossesse fait des progrès et malgré les soins de toute sorte qui sont donnés par le médecin.

L'observation XXVI est remarquable par les flots d'écume bronchique qui s'échappaient des lèvres de la malade qui mourut asphyxiée malgré la vigueur du traitement.

On voit dans les tableaux de M. Porak les troubles s'aggraver jusqu'à l'accouchement, dans les observations 6, 19, 34, 46, 50, 54, 62, 65, 72; la mort de la malade survenir, avant l'accouchement, dans les observations 21, 22, 39, 52 ; après l'accouchement par aggravation des symptômes, dans les observations 32 et 68, enfin après une amélioration de quelques instants, dans les observations 18, 28, 38 et 50.

Dans l'observation 2 les troubles pulmonaires n'acquièrent de gravité que pendant les couches.

Les hémoptysies sont signalées dans nos observations I, XII, XIV, XIX, XXII et XXIII, et dans les observations de M. Porak 4, 12, 22, 39, 52 et 69.

Troubles de la grande circulation. — Les accidents gravido-cardiaques de la petite circulation sont, comme nous l'avons vu, très communs dans les affections mitrales, rétrécissement ou insuffisance. Ces troubles sont sans doute très graves par eux-mêmes, mais nous n'avons pas remarqué qu'ils soient fréquemment accompagnés ou suivis de troubles de la grande circulation. Ceux-ci paraissent s'y montrer très légers, tandis qu'ils se montrent plus fréquents et très considérables parfois dans les affections complexes. Ces troubles de la grande circulation ne sont même pas ici toujours précédés de troubles pulmonaires très marqués et paraissent alors s'établir d'emblée.

Les troubles de la grande circulation se traduisent par de l'œdème, de l'anasarque, des infiltrations diverses, des épanchements dans les cavités séreuses.

Nous voyons dans plusieurs observations de l'ascite souvent liée aux lésions hépatiques ; on peut rencontrer l'hydrothorax et l'hydro-péricarde.

La congestion passive amène les hypérémies du foie, des reins et de la rate, et finit par déterminer la sclérose ; il n'est pas rare, en effet, de voir constatés dans les autopsies le foie muscade, la néphrite interstitielle.

Cette dernière lésion explique la fréquence de l'albumine dans les urines et certains anasarques, comme la cirrhose du foie peut être l'explication de l'ascite.

Les inflammations interstitielles peuvent aussi se produire dans le poumon.

Le cœur lui-même est atteint de dégénérescence graisseuse

par le fait de la grossesse et devient de plus en plus asystolique.

Nous n'avons pas à insister sur la gravité de pareils troubles ; le cœur est sur le point d'être vaincu et ne tarde pas à l'être. C'est en effet aux troubles de la grande circulation que revient la plus grande part des cas de mort. Le cœur affaibli trahit d'ailleurs son défaut de force et d'énergie par les intermittences de ses battements.

De nos observatiens c'est l'observation IV, où les troubles de la grande circulation sont le plus complets. On en trouvera des cas plus ou moins graves dans les observations II, XIV, XVI, XVII, XX, XXIII, XXIV et XXV. Nous signalons également dans le tableau de M. Porak les observations 69, 74, 78, 79, 83, 84, 87 et 88 où il s'agit de lésions complexes.

Troubles emboliques. — Nous avons déjà dit que, pour ne pas sortir du cadre de notre sujet, nous ne parlerions pas de l'endocardite qui survient dans un cœur sain par le fait du gravidisme. Mais il est démontré par un certain nombre d'autopsies que pendant la grossesse ou les couches les endocardites anciennes peuvent présenter des poussées récentes. Simpson, Rhamsbotham, Hecker, Peter, Berthiot, Marty, Löhlein, etc., en ont donné des observations incontestables.

Tantôt les petits nodules rougeâtres que ces poussées d'endocardite nouvelle engendrent sur les valvules se distribuent en forme de couronne, tantôt ils se groupent en petites masses que les auteurs ont comparées à une mûre. Quand ils sont d'origine plus récente, ils sont plus exhubérants, verruqueux, séparés ou agglomérés, et bien qu'ils puissent siéger indifféremment sur toute autre valvule, leur siége de prédilection est la valvule mitrale. Recouverts d'un exsudat fibrineux, quelquefois ulcérés, leur groupement et leur forme irrégulière permettent de se former quelquefois à petites coagulations sanguines.

Qu'un de ces petits caillots, qu'une de ces petites végétations viennent à se détacher, nous aurons une embolie.

Que cette embolie obstrue l'artère pulmonaire, il y aura mort subite ; qu'elle pénètre plus au loin dans le poumon il y aura infarctus pulmonaire.

Nous pourrons avoir également à observer des infarctus reinaux et hépatiques.

Que l'embolie parvienne enfin jusqu'au cerveau, et il surviendra des phénomènes variables, suivant le siége, suivant le département vasculaire de l'artère obstruée. Nous devons dire tout de suite qu'elle s'arrête le plus souvent dans l'artère sylvienne.

Une autopsie de femme morte en couches, faite dans le service de M. le professeur Lasègue, il y a quatre ans, permit de constater dans les vaisseaux du bulbe, des débris de caillots et de valvules cardiaques. Il y avait eu de ce fait hémiplégie et paralysie labio-glosso-laryngée.

Bien des morts subites ou rapides pourraient peut-être s'expliquer par ces accidents emboliques. C'est dans tous les cas une cause d'aggravation des lésions valvulaires pendant la grossesse.

L'hémiplégie puerpérale survient un peu plus souvent pendant les couches que pendant la grossesse elle-même.

S'il est difficile de diagnostiquer un infarctus du poumon, du rein et du foie au milieu de bien d'autres troubles, nous n'insisterons pas sur la facilité du diagnostic de l'hémiplégie puerpérale.

C'est là un accident assez fréquent.

L'hémiplégie gauche et l'hémiplégie droite s'observent à peu près également.

L'ictus est brusque et s'accompagne ordinairement de perte de connaissance.

Les troubles dus à l'embolie cérébrale arrivés rapidement à leur maximum d'intensité s'amendent assez généralement et avec une lente progression.

Cet accident gravido-cardiaque a été noté dans le dixième environ des observations publiées.

Nos deux observations XXII et XXIII sont de remarquables exemples d'hémiplégie puerpérale.

Dans les tableaux de M. Porak, nous voyons aux observations 1, 13, 21, 28, 33 et 36 l'hémiplégie embolique survenir chez des femmes qui jusque-là n'avaient présenté aucun trouble cardiaque grave. Dans l'observation 36 il y eut deux attaques d'hémiplégie, une pendant la grossesse, la seconde pendant les couches. L'observation 73 nous montre l'hémiplégie embolique se reproduisant successivement dans plusieurs grossesses. L'observation 81 nous montre une hémiplégie gauche survenant pendant le cours d'une cinquième grossesse, les quatre premières ayant été normales.

Troubles utérins. — Les troubles utérins ne sont pas rares, nous les voyons en effet assez souvent rapportés dans nos observations, et comprennent les métrorrhagies et l'inertie utérine. Tout ce qui se rapporte au produit de la conception sera compris dans les accidents fœtaux.

Les métrorrhagies s'observent pendant la grossesse, au moment de la délivrance et pendant les couches.

Si, à l'état normal, il est exceptionnel de voir se prolonger la menstruation pendant la grossesse, il est au contraire assez fréquent, chez les cardiopathes, de voir se produire pendant la grossesse et à des intervalles irréguliers des écoulements sanguins quelquefois considérables et ayant tous les caractères de la métrorrhagie.

M. Duroziez a le premier, chez nous, mis hors de doute cet accident, dans un travail où l'on trouve également notées les irrégularités de la menstruation, les hémoptysies et les épistaxis supplémentaires chez les cardiopathes.

Ces métrorrhagies n'entraînent pas immédiatement ou nécessairement la fausse couche ; mais comme les fausses couches à deux mois et deux mois et demi ne sont pas très rares il ne faut pas négliger la corrélation qui peut exister entre ces deux accidents. Elles accompagnent du reste les avortements et les accouchements prématurés.

Pendant le travail on les observe quelquefois sans qu'il y ait insertion vicieuse du placenta.

Mais c'est surtout au moment de la délivrance qu'on les a observées le plus souvent. Tantôt elles dépendent uniquement des phénomènes de stase sanguine qui doivent être la règle dans la plupart des cas. Tantôt elles dépendent de l'inertie utérine qui vient s'ajouter à cette première cause. L'inertie utérine est en effet assez fréquemment notée, alors même que la grossesse s'est déroulée sans accidents appréciables. L'utérus est paresseux ou inerte. L'inertie est d'autant plus grande que les accidents gravido-cardiaques ont été plus nombreux et plus violents avant ou au moment du travail.

Si la métrorrhagie est modérée après la délivrance, nous la considérons avec M. le professeur Peter comme un remède naturel soustrayant à l'action d'un cœur fatigué l'excédent sanguin propre à la grossesse. Nous reviendrons d'ailleurs là-dessus quand nous parlerons de la pathogénie des accidents gravido-cardiaques.

Enfin la métrorrhagie peut survenir pendant les couches.

Dans l'observation VII, nous voyons les règles persister

comme de coutume pendant la grossesse et le médecin trouver, dans le sang que la malade perdait, un œuf intact contenant un fœtus. Dans l'observation XVI il y a une métrorrhagie après le travail. L'observation XX nous montre des pertes sanguines suivant un accouchement au septième mois, durant quinze jours et après huit jours revenant encore pour une seconde période de quinze jours.

Dans l'observation XXI, à la première grossesse il se produit une hémorrhagie après le travail et une seconde le quatorzième jour ; il s'en produit une autre très grave après l'expulsion du fœtus et qui nécessite la délivrance artificielle ; il y avait une légère adhérence du placenta.

Voici d'un autre côté les résultats que donnent les tableaux de M. Porak :

Persistance des règles (obs. 19 *quatuor*, 46, 8).
Métrorrhagies avant l'expulsion du fœtus (obs. 72, 12).
— au début du travail (obs. 12, 28, 72).
— pendant le travail (obs. 47, 64, 67, 75, 88).
— accompagnant l'accouchement prématuré (obs. 8 et 72).
— avec rétention du placenta (obs. 49).
— avec grand danger pour la femme (obs. 15).
Métrorrhagie survenant pendant les couches (obs. 43).

CHAPITRE II

ACCIDENTS FŒTAUX.

Avortement et accouchement prématuré. — Nous avons vu dans le chapitre précédent par combien de secousses physiques et de périls était assez fréquemment obligée de passer la cardiopathe avant d'arriver au terme de sa grossesse et de ses couches; il était évidemment impossible que le produit de la conception n'éprouvât pas un contre-coup quelconque de pareils accidents. Et de fait, si l'asystolie qu'amène si rapidement la grossesse est périlleuse et trop souvent fatale pour la mère comme nous le montrera la marche et le pronostic des accidents gravido-cardiaques, elle est bien autrement pernicieuse au fœtus. En effet, dès la fin du deuxième mois surviennent les fausses couches, et au moment où les accidents maternels, pulmonaires surtout, commencent à se montrer pour arriver rapidement à leur apogée, nous voyons les accouchements prématurés devenir plus fréquents encore.

Sur 230 accouchements qui sont portés dans les observations comme ayant eu lieu depuis qu'une cause de lésion du cœur ou que les accidents cardiaques ont été notés, nous avons obtenu les résultats suivants, ne comptant pas, bien entendu, les cas où le travail a été provoqué par l'accoucheur.

128 accouchements à terme.
92 avant terme.

Se décomposant ainsi :

26 fois, expulsion du fœtus avant le terme (époque non indiquée).

7	avortements	à 2 mois.
3	—	à 3 mois.
8	—	à 4 mois.
6	—	à 5 mois.
8	—	à 6 mois.
20	—	à 7 mois.
8	—	à 8 mois.
4	—	à 9 mois.

Le tableau précédant que nous renouvelons de la thèse de M. Porak et auquel nous avons ajouté les résultats de nos observations nouvelles, nous montre surtout que c'est bien à la fin du septième mois, époque qui répond bien à la moyenne maxima des accidents maternels, que les accouchements prématurés sont le plus fréquents.

Ces accidents fœtaux ont surtout été mis en lumière par M. Duroziez et M. le professeur Peter. Ce sont souvent eux qui tout d'abord ont donné au praticien l'idée d'ausculter le cœur de la mère et d'y découvrir l'origine de tous les troubles maternels. M. le docteur Peter insiste en effet sur l'opportunité et la nécessité d'ausculter le cœur d'une femme qui a une ou plusieurs fois accouché prématurément, sans d'ailleurs, quelquefois, avoir présenté des troubles bien graves d'autre part ; l'affection cardiaque sera souvent constatée et donnera l'explication de ces avortements successifs.

Nombreuses sont les observations où l'on a noté la terminaison prématurée de la grossesse et où les accidents asystoliques étaient légers et peu marqués ; mais il n'en est pas toujours ainsi, le plus souvent au contraire, et nous l'avons déjà dit, les accouchements avant terme répondent surtout au paroxysme des troubles asystoliques, pulmonaires principalement.

Un fait remarquable et à retenir au point de vue des indications obstétricales et sur lequel déjà bien des auteurs ont insisté, M. le professeur Peter principalement, c'est qu'après cet accident fœtal, l'état de la mère va s'améliorant soit presque subitement soit progressivement; il y a dès lors une délivrance à la fois utérine et cardiaque. Il n'en est malheureusement pas toujours ainsi, soit que la terminaison de la grossesse survienne trop tard pour que les troubles cardiaques puissent rétrocéder, soit que toutes les forces physiques de la mère soient épuisées.

Ces accidents fœtaux sont provoqués non seulement par les troubles pulmonaires de la mère, mais encore par les troubles de la dernière phase asystolique. Le fœtus pour arriver à terme doit échapper à l'influence des troubles de la petite et de la grande circulation. Nous reviendrons là-dessus à propos de la pathogénie des accidents gravido-cardiaques en général, et nous discuterons si c'est l'asphyxie ou le défaut de nutrition ou les deux causes réunies qui entraînent la mort du fœtus et l'accouchement prématuré.

Altérations du placenta. — Nous n'aurions certainement pas réservé une place dans notre travail aux altérations du placenta, si les derniers auteurs qui ont traité des accidents gravido-cardiaques ne leur avaient déjà consacré un court chapitre. Notre attention n'a pas été particulièrement attirée sur ce sujet et nous n'avons absolument rien à ajouter au peu qui en a été dit. Il paraîtrait jusqu'ici que les altérations du placenta seraient plus fréquentes chez la cardiopathe qu'en toute autre circonstance.

Nous avouons pour notre part que les altérations rapportées nous paraissent si dissemblables que nous sommes fort tenté de ne voir là qu'une relation toute fortuite. Il nous suffit, croyons-nous, de maintenir, à l'exemple de nos devanciers, l'attention éveillée sur cette question qui a bien sa part d'intérêt au point de vue de la vitalité du fœtus.

Une môle partielle du placenta a été trouvée dans l'observation 6. Des plaques fibrineuses existent dans l'observation 19 bis, et de la dégénérescence graisseuse dans les observations 38 et 43. Il y avait de l'œdème dans l'observation 12, et des adhérences du placenta dans les observations 49 et XXI.

Mort du fœtus. — Ce serait là un accident excessivement fréquent, si on tenait compte des avortements consécutifs à la mort du produit. Mais si seulement on considère les cas de mort du fœtus qui surviennent dans les trois derniers mois de la vie intra-utérine, c'est-à-dire au moment où le fœtus est devenu plus ou moins viable, on constate déjà que le nombre en est considérable et s'élève au dixième environ des accouchements.

C'est donc là un accident éminemment remarquable et qui tire incontestablement son origine de la maladie cardiaque de la mère.

Le maximum de fréquence de la mort du fœtus se montre au septième mois.

Il est à regretter qu'on n'ait pas toujours noté avec soin l'état de mort ou de vie du fœtus dans toutes les observations. Quoi qu'il en soit, ce qui a été établi suffit largement pour éclairer l'esprit du praticien.

Santé des nouveau-nés. — Si des cardiopathes encore jeunes, dont la lésion cardiaque ne remonte pas à longtemps, peuvent mettre au monde des enfants vigoureux, il faut bien avouer cependant que ce n'est pas la règle. Et alors même que la grossesse n'a pas été marquée de troubles assez considérables du côté de la petite comme de la grande circulation pour provoquer soit l'avortement soit l'accouchement prématuré quand en un mot la grossesse parvient tant bien que mal à terme, les enfants naissent chétifs. Leur poids est généralement faible, car le poids moyen normal d'un enfant bien constitué étant de trois à trois kilogrammes et demi, le poids de ceux-ci a beaucoup de peine à atteindre trois kilogrammes.

La débilité des enfants nouveau-nés est donc bien constatée.

Quant à la mortalité des enfants dans le premier âge, elle est considérable. Elle a été parfaitement établie dès 1873, par M. Duroziez, qui comptait déjà pour 40 femmes, 37 enfants morts de bonne heure, avant cinq ans. M. Duroziez termine son étude sur les accidents fœtaux et la mortalité des enfants dans le premier âge par cette conclusion frappante : « Du côté des enfants, la perte est énorme. »

Voici les résultats donnés par les tableaux de M. Porak :

Les enfants naissent à termes et très chétifs dans les observations 16 et 37.

Les observations suivantes démontrent le peu de vitalité des enfants.

Obs. 19 *ter*. — Enfant naît avant terme, au septième mois, et meurt bientôt.

Obs. 35. — L'enfant ne vit que quelques jours.

Obs. 36. — Mort de l'enfant, seize jours après.

Obs. 44. — Mort de cinq enfants en bas âge.

Obs. 37. — Cinq premiers enfants étaient morts.

Obs. 40. — Enfant né avant terme au septième mois, meurt huit jours après.

Obs. 42. — Accouchement prématuré artificiel, mort de l'enfant une heure après.

Obs. 50. — Mort de l'enfant six semaines après sa naissance.

Obs. 60. — Enfant mort jeune.

Obs. 74. — Mort de l'enfant 36 heures après sa naissance.

Obs. 75. — Acc. prémat. à huit mois ; l'enfant meurt à trois semaines.

Obs. 76. — Enfant meurt quelques jours après sa naissance.

Obs. 85. — Mort au 9e mois.

Obs. 88. — Mort de l'enfant à quinze jours.

Les résultats donnés par nos observations sont les suivantes :

Obs. IV. —L'enfant naît à 7 mois et meurt en nourrice quelques jours après.

Obs. XIV. — L'enfant du sexe féminin ne pèse que 2200 gr.

Obs. XXIII. —L'enfant du sexe féminin ne pèse que 1915 gr.

Obs. XXII. — L'enfant ne pèse que 1600 gr.

CHAPITRE III

MARCHE ET PATHOGÉNIE DES ACCIDENTS GRAVIDO-CARDIAQUES.

Marche. — Bien qu'en général, les maladies du cœur soient fortement aggravées par le fait de la grossesse et que celle-ci en reçoive souvent un fatal contre-coup, il faut bien dire qu'heureusement il est quelques exceptions à cette règle.

Il n'est pas rare que l'état des malades reste dans une certaine mesure stationnaire et alors l'on ne constate que quelques troubles assez légers. La persistance des règles, des étouffements, des palpitations, tels sont les premiers troubles ; ils sont quelquefois les seuls qui se montrent à plusieurs grossesses successives. Mais il n'en est pas souvent ainsi et à une deuxième, troisième grossesse on voit arriver des troubles plus graves qui intéressent spécialement la petite et la grande circulation ; c'est alors surtout qu'on voit survenir fréquemment en même temps que les troubles graves du poumon, les accidents fœtaux.

Il est rare que les troubles, une fois rentrés en scène, disparaissent d'une façon durable pendant tout le temps de la grossesse. L'aggravation est au contraire le plus souvent progressive. Devons-nous d'ailleurs nous en étonner? Les troubles marchent de pair avec les progrès de la grossesse.

C'est à partir surtout du cinquième mois que les accidents se montrent et acquièrent rapidement leur summum de gravité. Mais alors, heureusement pour la cardiopathe sans doute, la nature vient souvent à son secours. Les avortements, les accouchements prématurés viennent mettre le plus souvent un terme aux souffrances et au péril de la mère.

Légers à une première grossesse, souvent malgré des soins attentifs les accidents reviennent de plus en plus graves dans les grossesses successives. Le fait opposé se voit cependant quelquefois, il s'établirait une espèce de tolérance générale, comme dans les cas de MM. Guéniot et Peter, et une grossesse étant à peine arrivée à 4 ou 5 mois, la femme peut en conduire une seconde beaucoup plus loin. Mais c'est là, ne l'oublions jamais, une heureuse exception, mais une exception qui confirme une règle malheureuse.

Observés à plusieurs grossesses, les accidents deviennent de plus en plus graves et on leur a vu présenter onze fois leur summum de gravité dans la deuxième période du travail.

L'amélioration a été observée après l'accouchement dans vingt-huit cas, dix-neuf fois elle a été rapide.

Cette aggravation pendant la grossesse et à mesure qu'elle est plus avancée, et cette rapide amélioration après l'accouchement n'est-elle pas la preuve la plus concluante de l'influence néfaste de la grossesse sur les maladies cardiaques.

Neuf fois, il y a eu amélioration progressive. Mais s'il en est ainsi aux premières grossesses, si le cœur peut reprendre la plus grande partie de son énergie, il faut dire qu'il s'affaiblit avec plusieurs grossesses dans ses luttes successives et qu'il y a aggravation de la maladie cardiaque.

La mort est survenue trente-trois fois. Nous ne comptons pas les morts portées au 46e 58e 69e et 74e observations, parce que l'influence de la grossesse sur la maladie du cœur a été douteuse.

Dans six cas la mort est survenue avant l'accouchement, dans le cours de complications pulmonaires.

Pendant le travail la mort est survenue deux fois, dans un cas, celui de Löhlein (obs. 48), l'enfant présentait le siége, dans l'autre, celui de M. Tarnier, il présentait l'épaule.

Plus souvent la mort est survenue pendant les couches.

Souvent l'amélioration des premiers jours qui suivent l'accouchement ne dure pas et la malade est emportée dans une aggravation rapide des accidents. L'aggravation se produit le lendemain (obs. 38), le deuxième jour (obs. 18), le troisième jour (obs. 50); quelquefois la malade est emportée après une amélioration lente et progressive (obs. 15).

Après les couches, ordinairement il y a une progression remarquable dans les accidents et la mort peut survenir : un jour après (obs. 42), deux jours (obs. 82), trois jours (obs. 31, 19, 87), six jours (obs. 27), sept jours (obs. 83), après huit jours (obs. 77), quelques temps après (obs. 32, 35), dix jours (obs. 47), quatorze jours (obs. 56), dix-sept jours (obs. 67), vingt jours (obs. 68), trois semaines (obs. 78), quatre semaines (obs. 62), un mois (obs. 40). La mort subite peut survenir pendant les couches (obs. 27).

Nous renvoyons le lecteur à l'observation XXIV qui est un exemple d'accidents débutant pendant la grossesse et s'aggravant pendant les couches.

Nous reproduisons ici le tableau de M. Porak, résumant les principaux traits de la marche des accidents gravido-cardiaques, en y ajoutant nos observations.

Sur 90 observations, l'état stationnaire est noté 21 fois.
— l'aggravation pendant la grossesse, 63 fois.
— — momentanément, 4 fois.
— — d'une façon persistante, 59 fois.
— le travail a aggravé les troubles 12 fois.
— l'amélioration a été notée pendant les couches, 27 fois.
— — rapide, 18 fois.

Sur 90 observations, l'amélioration a été lente, 9 fois.
— la mort est survenue 33 fois.
— — avant l'accouchement, 6 fois.
— — pendant l'accouchement 2 fois.
— — pendant les couches, 25 fois.
— — après une amélioration momentanée, 8 fois.
— — par une aggravation progressive, 17 fois.

Ce tableau donne une idée assez exacte de la marche des accidents gravido-cardiaques, considérés dans leur ensemble.

Pathogénie des accidents gravido-cardiaques. — Nous maintenant dans les limites que nous avans assignées à notre travail, nous ne ferons pas des modifications de la circulation pendant la grossesse une étude approfondie. Mais de cette question si étudiée depuis Larcher nous voulons retenir les propositions le plus généralement acceptées, car elles pourront, dans une certaine mesure, nous fournir une interprétation plausible des accidents gravido-cardiaques.

Le fait principal, indéniable, qui se présente à nous, c'est l'augmentation de la masse sanguine pendant la grossesse. Mais en même temps que la masse sanguine augmente, la richesse de ses éléments diminue, et, tandis que le sang maternel s'appauvrit, on voit au contraire le sang fœtal s'enrichir, si bien qu'on a pu dire justement que « le fœtus joue vis-à-vis de l'organisme maternel le rôle d'un parasite qui s'accroît en épuisant le milieu aux dépens duquel il se développe. »

Cette augmentation de la masse et cette pauvreté des éléments sanguins sont surtout évidentes dans la deuxième moitié de la grossesse, c'est-à-dire lorsque le fœtus a déjà acquis un développement marqué.

L'état gravidique provoque donc, en même temps que la polyémie, l'hypoglobulie, ce qui constitue ce que nous appellerons la pléthore anémique.

Un autre fait, tout secondaire et qui n'est que la conséquence du premier, c'est l'hypertrophie cardiaque, hypertrophie du ventricule gauche surtout. Il est naturel, en effet, qu'un organe ayant à lancer une plus grande quantité de sang s'hypertrophie.

D'un autre côté, comme le sang fœtal s'enrichit aux dépens du sang maternel, on voit l'activité pulmonaire s'accroître en raison et de l'hématose qu'elle doit faire pour deux et de la quantité plus grande du sang en circulation. En même temps qu'il y a une pléthore anémique générale, il y a donc une pléthore pulmonaire physiologique qui se traduit d'ailleurs par des étouffements. Que par le fait d'une circonstance quelconque, cette pléthore pulmonaire, de physiologique, devienne pathologique, la femme grosse, par le fait de cette pression sanguine dans le poumon, non seulement aura des étouffements, mais de la congestion et crachera du sang. Ce sont là des phénomènes sur lesquels M. le professeur Peter a depuis longtemps appelé l'attention de ses élèves. Et M. Guéniot, qui lui aussi a étudié personnellement les modifications de la circulation dans la grossesse, nous disait, il n'y a pas longtemps : « Supposez un seul instant que le sang maternel, augmenté dans sa masse comme il l'est, conserve pendant le cours de la grossesse la même richesse qu'en dehors d'elle ; ne voyez-vous pas d'avance combien les accidents inflammatoires seraient plus fréquentes et plus terribles ! »

Ces faits étant acquis laissons parler M. le professeur Peter :

« Vous comprenez maintenant ce qui peut en résulter de péril pour une femme atteinte d'affection cardiaque, et vous saisissez facilement la pathogénie des *accidents pulmonaires* dans ce cas. Soit, en effet, une insuffisance mitrale : sous l'influence de la contraction du ventricule devenue plus énergique, l'insuffisance mitrale s'aggrave ; car le sang rétrograde alors du ventricule dans l'oreillette gauche, à travers l'hiatus de l'insuffisance, et sous une plus forte pression, puisque le ventricule est hypertrophié, et en plus grande quantité, puisqu'il en circule davantage. De sorte que, de proche en proche (de l'oreillette gauche dans les veines pulmonaires et de celles-ci dans les vaisseaux capillaires de l'hématose), il se produit une stase sanguine dans tout le système de la circulation pulmonaire par excès de pression rétroactive et surabondance de liquide, à la pléthore pulmonaire physiologique de la grossesse s'ajoutant la pléthore pulmonaire morbide récurrente de l'insuffisance mitrale ; d'où il suit que les accidents pulmonaires qui, chez la femme grosse dont le cœur est sain, ne dépassent jamais certaines limites, peuvent prendre et prennent de graves proportions chez celles dont le cœur est malade.

Aussi, l'hémorragie bronchique, possible par le seul fait de la grossesse (et signalée par les auteurs de traités d'obstétrique), est-elle encore plus facilement réalisée dans le cas où une femme atteinte d'affection cardiaque devient grosse. Mais alors l'inflammation est également possible, et c'est, en pareil cas, une inflammation ordinairement bâtarde — plus congestive encore que phlegmasique — de telle façon que les faits s'enchaînent volontiers comme il suit : la bronchite, contractée plus facilement qu'en état de vacuité utérine, a de la tendance à devenir capillaire, et cette bronchite capillaire prend facilement les proportions du catharre suffocant, avec ou sans hémoptysie ; ainsi l'hypérémie passive des poumons résultant des conditions que j'ai indiquées (augmentation momentanée de la masse du sang, tension artérielle plus considérable, hypertrophie gravide du cœur et insuffisance mitrale préexistante), ainsi l'hypérémie passive prédispose aux bronchites, et, parce que la stase hypérémique est générale, la bronchite peut se généraliser facilement, rapidement, et devenir capillaire. Maintenant, que l'étendue et la gravité de cette bronchite s'exagèrent, ce sera le catharre suffocant; que des vaisseaux se rompent, et l'hémoptysie compliquera ce catarrhe. C'est là le péril imminent pour la femme grosse atteinte d'affection du cœur : nos observations le prouvent assez. »

Ne sait-on pas depuis longtemps que les affections thoraciques de la femme enceinte, même en dehors de toute cardiopathie, sont et plus fréquentes et plus graves qu'à l'état de vacuité utérine. Quoi d'étonnant alors que sous l'influence d'une lésion cardiaque, d'une insuffisance mitrale, par exemple, qui détermine naturellement plus tôt que toute autre la congestion pulmonaire dans l'état de vacuité de l'utérus, quoi d'étonnant que les accidents pulmonaires chez la femme enceinte absorbent à eux seuls presque tout l'intérêt de la scène pathologique. Et, de fait, l'insuffisance mitrale pure est, de toutes les lésions cardiaques, celle qui provoque la plus grande part des accidents pulmonaires.

La grande circulation elle-même est secondairement enrayée. Le cœur droit, le ventricule droit s'hypertrophient puis se dilatent en perdant de leur énergie contractile.

D'un autre côté dans toute lésion vasculaire du cœur, le myocarde lui-même n'est-il pas plus ou moins atteint? Ne reçoit-il pas une grave atteinte par le fait de la puerpéralité? N'est-il pas sous le coup d'une dégénérescence particulière qui l'affaiblit? Les poussées d'endocardite ne donnent-elles pas une preuve convaincante des puissantes modifications que la grossesse imprime au cœur, probablement par déchéance nutritive?

Quoi d'étonnant que tant de modifications soit dans la circulation, soit dans la composition du sang, soit dans la nutrition du cœur et dans sa manière d'être, amènent promptement l'asystolie ?

Ce que nous avons dit de l'insuffisance mitrale, nous pourrions le dire de toute autre lésion valvulaire qui entraînera des troubles de la petite circulation plus tardivement peut-être, en même temps qu'elle entraînera des troubles de la grande circulation.

Au milieu de tous ces troubles, le cœur finit par être forcé et il traduit alors son adynamie par les intermittences du pouls et de ses battements, si fréquentes dans nos observations.

D'un autre côté, pendant le travail, les modifications apportées dans la circulation par les efforts d'expulsion et les contractions utérines peuvent contribuer à forcer le cœur. En effet, le sang artériel étant chassé du thorax et le sang veineux ayant de la peine à y pénétrer pendant la durée de l'effort, lorsque celui-ci cessera, le sang veineux s'y précipitera en abondance et le cœur brusquement surchargé et dilaté sera obligé de se livrer à de grands efforts pour se débarrasser de ce trop-plein, et non sans se fatiguer. L'effort est donc une première cause de tension veineuse ; la contraction utérine en est une autre. Elle efface les vaisseaux de l'utérus et en exprime le sang qui va, par la veine cave, s'accumuler dans le cœur droit, celui-ci recevant à ce moment beaucoup de sang et ne pouvant s'en débarrasser, vu le rétrécissement du champ pulmonaire par le fait de l'effort. La tension artérielle elle-même se trouve augmentée par la contraction utérine, comme les tracés sphygmographiques de Magdonald le démontrent. On comprendra donc que si le cœur est malade, s'il s'est déjà produit de la rétrodilatation vasculaire et que le cœur droit ait de la peine à lutter contre cet obstacle, on comprendra, disions-nous, que les modifications circulatoires, qui résultent des efforts et des contractions utérines, contribuent à le forcer. Et en effet, Magdonald a observé dans ce cas des insuffisances tricuspidiennes momentanées.

Après le travail, les obstacles à la circulation sont, quoi qu'on en ait dit, moindres que pendant les derniers mois de la grossesse, moindres que pendant le travail, et de ce fait seul doit en résulter, comme il en résulte d'ailleurs le plus souvent, une amélioration des troubles gravido-cardiaques.

Tous les accidents gravido-cardiaques, moins les accidents emboliques qui tiennent plus spécialement et plus directement des conditions générales de la puerpéralité, ne sont, en somme, que des accidents asystoliques auxquels la grossesse imprime une marche précipitée et rapidement périlleuse.

Qu'est-ce donc que ces troubles nerveux, ces troubles de la petite et de la grande circulation : dypsnée, congestions et lésions inflammatoires du poumon, hémorrhagies diverses, hémoptysies, épistaxis, hématémèse, métrorrhagies, œdèmes, anasarques, épanchements dans les cavités séreuses, tous phénomènes qui forment, pour ainsi dire, la gamme ascendante des accidents gravido-cardiaques. Qu'est-ce donc que tout cela, sinon la manifestation hâtive et précipitée de l'asystolie, cette dernière phase des maladies du cœur?

Nous ne saurions mieux terminer ces considérations pathogéniques qu'en donnant la conclusion suivante de M. le professeur Peter, qui, à la division près des phases des maladies du cœur, ce qui importe peu ici, est absolument la nôtre.

« En résumé, la grossesse a pour effet nécessaire d'augmenter la masse du sang à mouvoir et, par suite, d'exiger un surcroît de travail du cœur; or, cet effet est fâcheux pour un cœur malade. La grossesse a pour effet non moins nécessaire et subordonné, consécutif au premier, de produire une hypertrophie du cœur, nouvelle condition qui précipite les accidents de la deuxième période des affections du cœur (troubles de l'hématose) et accélère le passage de la seconde à la troisième période de ces affections (troubles de l'hématopoièse). Dans cette réciprocité morbide, la maladie du cœur trouble la grossesse et la grossesse aggrave la maladie du cœur. »

L'interprétation des accidents fœtaux est loin d'être toujours aussi facile que celle des accidents maternels.

Comment expliquer, en effet, les avortements que nous voyons survenir à deux et trois mois, alors que les accidents maternels sont encore à peine marqués? Où pouvons-nous en chercher une interprétation quelque peu plausible, si ce n'est dans cet accident maternel que Duroziez a signalé un des premiers et dont le caractère principal est de se montrer souvent le premier, nous voulons parler de la persistance des règles pendant les premiers mois de la grossesse et des métrorrhagies qui souvent en prennent la place.

En dehors de toute cardiopathie, n'avons-nous pas vu déjà attribuer depuis longtemps certains avortements qu'on a désignés sous le nom de périodiques, à ces congestions utérines que la périodicité menstruelle produit si souvent chez les femmes pléthoriques.

Si l'avortement peut être attribué à une simple congestion utérine, à plus forte raison la ménorrhée ou la métrorrhagie peuvent-elles le produire.

Nous croyons pouvoir dire qu'à part M. Duroziez, personne n'a encore insisté sur ce point de pathogénie. D'ailleurs voici tout ce que nous trouvons dans le mémoire de M. Duroziez, sur ce sujet : « Dans plusieurs cas, y est-il dit, les règles persistent pendant une partie de la grossesse, ou du moins des écoulements sanguins apparaissent qui n'entraînent pas immédiatement ou nécessairement la fausse couche ». « Les métrorrhagies ne sont pas rares, dit-il plus loin, soit au moment des règles, soit provoquées par des fausses couches, soit enfin à l'époque de la délivrance. » On voit donc M. Duroziez, dans le premier paragraphe réserver le cas où l'écoulement sanguin peut entraîner la fausse couche.

Quant à nous nous croyons qu'on peut légitimement attribuer, dans certains cas, l'avortement à ces métrorrhagies qui surviennent principalement au moment des règles, et que même en dehors des époques menstruelles nous pouvons voir dans la métrorrhagie une cause légitime du même accident.

Dans d'autres cas, l'avortement est manifestement consécutif aux troubles asystoliques. Il est certain, en effet, que les troubles de nutrition consécutifs à une hématose imparfaite doivent jouer un grand rôle dans la pathogénie de cet accident.

La surcharge du sang en acide carbonique, ne doit-elle pas, elle aussi, quoi qu'on en ait pu dire, avoir une influence marquée sur les contractions utérines?

Enfin la dégénérescence graisseuse citée deux fois dans nos observations, nous paraît, dans ces deux cas, avoir été la cause de l'avortement; dans l'un, l'enfant est mort peu de temps après, dans l'autre, il était mort depuis longtemps.

Depuis longtemps l'on a remarqué que les maladies graves de la mère, principalement les affections thoraciques exerçent une action pernicieuse sur la gravidité de l'utérus. Dès 1841, Grisolles, dans son traité de la pneumonie, écrivait que, dans plus de la moitié des cas, la pneumonie qui affecte une femme enceinte provoque l'avortement ou l'accouchement prématuré.

Quand donc les troubles de la petite comme de la grande circulation se seront fortement manifestés, l'interprétation des accidents fœtaux deviendra plus simple.

Une bronchite capillaire intense, une pleurésie, comme dans l'observation de M. Fourestié, une pneumonie pourront provoquer l'avortement ou l'accouchement prématuré.

Les accidents pulmonaires et cardiaques de la mère sont une cause de mort du fœtus très fréquente. L'asphyxie de la mère amène l'asphyxie de l'enfant. Le sang maternel ne s'artérialisant plus suffisamment, comme l'ont fait ressortir MM. les professeurs Peter et G. Sée, l'hémoglobine se combinant avec l'acide carbonique au lieu de se combiner avec l'oxygène, le fœtus meurt asphyxié. « Dans les cas de persistance du trou de Botal (Union médicale 1874; Clinique du 27 janvier — G. Sée), les enfants sont cyanosés, et cependant ils peuvent vivre quelquefois longtemps. C'est que dans ce cas-là, il y a néanmoins un certain degré d'oxygénation dû à ce que les malades respirent dans un milieu atmosphérique. Au contraire, pendant la vie intra-utérine, c'est dans le sang de la mère que le fœtus doit trouver son oxygène. Si le sang de la mère vient à n'être plus suffisamment artérialisé, les enfants périssent. »

Quand les troubles maternels sont peu marqués, si nous ne pouvons plus faire intervenir l'asphyxie, il faut bien faire intervenir les troubles de nutrition, résultat de l'asystolie.

Les troubles de l'hématose et de l'hématopoièse nous expliquent facilement la débilité et le peu de vitalité des nouveau-nés. Un enfant mal nourri dans le sein maternel apporte avec lui de médiocres conditions de longue vie.

CHAPITRE IV

PRONOSTIC.

Les éléments propres à fixer le pronostic des accidents gravido-cardiaques doivent bien plutôt être recherchés dans les conditions générales tirées de l'état de la femme, de l'ancienneté de sa lésion cardiaque, du nombre plus ou moins considérable de ses accouchements antérieurs, des accidents qui s'y seront déjà signalés, que de la lésion propre du cœur, bien que celle-ci ait aussi son importance et que nous devions y consacrer une étude particulière.

Une femme jeune, affectée d'une maladie de cœur relativement récente, même d'une affection mitrale, peut certainement mener à terme, dans de bonnes conditions, une et même plusieurs grossesses, sans éprouver d'accidents appréciables et mettre au monde des enfants bien portants. Il y a à peine deux mois, dans le service de M. Dieulafoy, à l'hôpital St-Antoine, une femme de vingt ans, atteinte d'une insuffisance mitrale bien caractérisée, accouchait d'un enfant robuste et bien portant, après un travail un peu long peut-être, mais sans autre accident. Tous les accoucheurs ont déjà constaté pareille immunité bien des fois. Mais c'est là une immunité souvent de courte durée, car nous voyons dans de nombreuses observations une et deux grossesses, et plus, ne provoquer aucun accident appréciable, lorsque arrivent des troubles graves de la petite et de la grande circulation à une troisième ou quatrième grossesse. Voici, d'ailleurs, ce que M. le professeur Peter dit à ce sujet dans ses leçons cliniques : « Il est bien évident que la maladie du cœur causera d'autant plus sûrement des accidents, au cas de grossesse, et les entraînera d'autant plus graves qu'elle sera plus ancienne et plus grave elle-même. En vain donc objecterait-on tel cas d'une femme atteinte d'une maladie cardiaque qui a pu néanmoins devenir grosse impunément et mener à bien sa grossesse; les accidents gravido-cardiaques pourront survenir chez cette même femme dans le cours d'une seconde ou d'une troisième gestation : ainsi qu'il est arrivé aux femmes dont je viens de vous entretenir et qui ont été frappées à leur seconde, troisième et quatrième grossesse. L'affection cardiaque était alors nécessairement plus ancienne et le cœur nécessairement aussi plus fatigué, et par sa lutte plus prolongée contre l'obstacle intracardiaque, et par son travail augmenté à chacune des gestations antérieures. »

Quand donc une grossesse viendra compliquer une lésion cardiaque préexistante, il nous sera impossible de nous dissimuler les dangers qu'elle fera courir à la femme comme au produit de la conception. Si la cardiopathe peut arriver au terme de sa grossesse sans graves accidents, si la maladie de cœur ne semble pas parfois aggravée par la gestation et reste ce qu'elle serait sans cette complication, nous avons vu, d'un autre côté, que la mère est souvent prise d'accidents graves, nerveux, pulmonaires, asystoliques et utérins, et qu'elle peut mourir subitement ou bien d'asphyxie lente, soit pendant le cours de la grossesse, soit pendant le travail ou les couches.

La grossesse aggrave certainement les maladies du cœur. Les troubles asystoliques peuvent bien rétrocéder, le cœur peut bien reprendre des forces, mais chaque nouvelle grossesse lui enlèvera de sa vigueur en même temps qu'elle retentira sur l'état général de la femme. Les nouvelles poussées d'endocardite qui si souvent ont été observées dans les autopsies, outre qu'elles peuvent produire des accidents emboliques très graves, ont encore pour résultat d'augmenter l'obstacle intracardiaque, en s'ajoutant à la lésion ancienne. Il est donc constant que la grossesse, non seulement peut aggraver la lésion valvulaire, mais précipite le processus habituel et l'échéance ultime; le cœur lésé est appelé plus tôt qu'il ne le serait sans gestation à cette lutte terrible dans laquelle il est toujours tôt ou tard le vaincu.

Toute cause qui apportera, d'ailleurs, un nouvel obstacle à la petite ou la grande circulation, comme la grossesse gémellaire, hydramnios, tumeur, rachitisme, etc., ajoutera aussi à la gravité du pronostic.

Le pronostic général des accidents gravido-cardiaques est encore plus grave pour l'enfant que pour la mère. Nous avons vu, en effet, combien étaient fréquents les fausses couches, les accouchements avant terme, la mort du fœtus, combien souvent étaient débiles et condamnés à mourir en bas âge les nouveaux-nés.

Il serait certainement bien intéressant d'établir dans quel rapport la grossesse modifie la longévité des cardiopathes. Nous n'avons pas eu le temps d'entreprendre pareille tâche et les observations d'accidents gravido-cardiaques sont encore trop peu nombreuses, et peut-être trop récentes pour l'accomplir avec fruit. Quoi qu'il en soit, il nous est bien difficile de ne pas admettre, avec les seules données que nous possédons, que les cardiopathes, qui même ent échappé aux dangers immédiats des accidents gravido-cardiaques, aient une longévité fortement amoindrie.

M. Constantin Paul, dans une communication orale qu'il faisait à M. Duroziez, ne faisait-il pas ressortir combien dans les couvents les maladies du cœur vivent longtemps!

Le pronostic spécial à chaque lésion valvulaire a déjà bien varié depuis qu'on se livre à l'étude des accidents gravido-cardiaques. Les statistiques de demain auront peut-être beaucoup de peine à concorder avec celles d'aujourd'hui. Quoi qu'il en soit, nous renouvelons la statistique qui a été donnée en 1880 par M. Porak, ne la modifiant que dans la mesure des observations nouvelles que nous apportons.

	NOMBRE d'observations.	TROUBLES pulmonaires ou de la petite circulation.	TROUBLES de la grande circulation.	EXPULSION du fœtus avant terme.	AGGRAVATION aux grossesses successives.	MORT.
Lésions aortiques.....	13	5	3	6	6	3
Insuffisance mitrale...	24	17	1	34	34	3
Rétrécissement mitral.	16	7	5	9	9	10
Rétréc. et insuff. orifice mitral..............	22	9	3	22	22	10
Lésions complexes.....	22	3	8	21	21	11

Lésions aortiques. — Parmi les lésions aortiques, la plus commune est, sans contredit, l'insuffisance aortique. Le rétrécissement aortique est, avant tout, une maladie de l'âge sénile. La maladie de Corrigan est, au contraire, une maladie très fréquente et très commune chez les jeunes femmes, si on la compare au rétrécissement aortique. En 1874, M. le professeur Sée pensait que, dans l'insuffisance aortique, lorqu'il n'y a pas de troubles fonctionnels, et ils sont rares, la grossesse peut suivre son cours. Il citait l'histoire de six malades qui avaient alors chacune plusieurs enfants : l'une trois, une autre six, et qui n'avaient présenté ni dypsnée, ni infiltration. Il ajoutait qu'il était difficile, dans ce cas, d'interdire le mariage. D'un autre côté, M. le professeur Peter, à la même époque, disait également que « l'insuffisance aortique, qui entraîne moins d'accidents pulmonaires et moins rapidement que l'insuffisance mitrale, peut être moins redoutable à la femme grosse. » Spiegelberg, Schröder et Magdonald pensent que, dans l'insuffisance aortique, les troubles cardiaques sont surtout graves pendant les derniers mois de la grossesse, mais qu'ils s'amendent rapidement après l'accouchement. Cette dernière proposition ne nous paraît pas contestable.

Nous avons déjà dit que, dans l'insuffisance aortique, ce qui prédominait par sa fréquence, c'était l'ensemble des troubles de l'innervation cardiaque. Les palpitations sont la règle ; la dypsnée cardiaque, la douleur précordiale sont fréquentes également. On n'a noté qu'une fois l'angine de poitrine.

Les troubles pulmonaires, quoi qu'on en ait dit, sont relativement fréquents, ainsi que les troubles de la grande circulation. Mais un danger, c'est surtout la mort subite, plus fréquente d'ailleurs en temps normal dans l'insuffisance aortique que dans toutes les autres lésions valvulaires. Le nombre des morts est d'ailleurs assez élevé, relativement au petit nombre d'observations publiées, et dans tous les cas plus considérable proportionnellement que dans l'insuffisance mitrale. L'expulsion du fœtus avant terme paraît être beaucoup moins fréquente que dans toutes les autres lésions valvulaires.

D'ailleurs les observations d'insuffisance aortique ne sont pas assez nombreuses pour que nous puissions faire des comparaisons absolument légitimes. Nous préférons interpréter à l'avantage de l'insuffisance aortique le nombre moins considérable d'observations rapportées, et dire que cela tient à une immunité relative.

Lésions mitrales. — Tandis que MM. les professeurs Peter et G. Sée insistent sur les dangers plus grands dans l'insuffisance que dans le rétrécissement de l'orifice mitral, Magdonald affirme que l'insuffisance mitrale est relativement bénigne et le rétrécissement exceptionnellement grave. Nous nous rangeons à ce point de vue du côté de nos maîtres français, surtout relativement au pronostic général de l'insuffisance mitrale. Le rétrécissement mitral, si nous nous en rapportons à notre tableau, est sans doute très grave et les cas de mort rapportés sont très fréquents proportionnellement au nombre d'observations, mais comme nous l'avons fait pour l'insuffisance aortique, considérons d'un côté le peu d'observations publiées et de l'autre la prédominance normale des rétrécissements de l'orifice mitral sur toute autre lésion valvulaire, prédominance, remarquable chez la femme, que les statistiques de M. Landouzy et de Miss Marschall ont parfaitement établie, et sachons tirer de cette coïncidence qui n'a sans doute rien de fortuit, un pronostic général mois défavorable pour le rétrécissement mitral que pour l'insuffisance mitrale.

Deux faits nous frappent surtout, lorsque nous considérons la partie de notre tableau relative à l'insuffisance mitrale, c'est d'un côté la fréquence exceptionnelle des accidents pulmonaires et de l'autre la fréquence des fausses couches, des avortements et des accouchements prématurés. Nous voyons là une relation qui donne raison à la pathogénie que nous avons donnée des accidents fœtaux. Il en ressort pour nous que si l'insuffisance mitrale, quoique suivie de grands dangers, est en somme moins fatale pour la mère que les lésions complexes, elle est au contraire la plus pernicieuse pour le fœtus. Et serait-il exact de dire que l'insuffisance mitrale est moins grave que le rétrécissement mitral, il est démontré qu'elle est autrement que lui désastreuse pour les enfants.

Lésions complexes. — Les lésions complexes sont de toutes les lésions cardiaques les plus graves et le plus souvent fatales. Nous voyons en effet la proportionnalité des morts considérablement augmenter, et le nombre d'observations est très élevé. Les accidents de la petite circulation sont relativement effacés, le nombre d'expulsions du fœtus avant terme considérable quoique moins élevé que dans l'insuffisance mitrale pure. Mais c'est ici surtout que nous voyons se montrer le plus fréquemment les troubles de la grande circulation et les dernières phases de l'asystolie. C'est l'asystolie qui emporte les femmes, c'est elle qui tue les enfants. Non seulement le fœtus meurt par asphyxie comme dans l'insuffisance mitrale, mais il meurt surtout, par inanition.

En résumé, ce sont l'insuffisance mitrale et le rétrécissement mitral d'un côté, et de l'autre les lésions complexes qui sont les lésions cardiaques les plus graves, le plus souvent suivies de la mort de la mère et de la mort du fœtus. Le rétrécissement mitral est sans doute grave lui aussi; mais le nombre des observations n'est pas assez considérable pour qu'on puisse dès aujourd'hui, à l'exemple de Magdonald et de M. Porak, lui attribuer la priorité en gravité sur l'insuffisance, surtout, nous le répétons, quand on considère que c'est la lésion normalement la plus commune, et que dans la statistique des accidents gravido-cardiaques elle dépasse à peine en ordre de fréquence le chiffre peu élevé de l'insuffisance aortique.

Observation I.

Insuffisance mitrale. — Deux grossesses. — Accidents gravido-cardiaques, accouchement prématuré à cinq mois, enfant mort. (Professeur Péter, leçons de clinique médicale.)

Dans la soirée du 31 décembre 1864, j'étais appelé rue de Marignan, auprès d'une jeune dame de mes clientes, Mme F..., enceinte de cinq mois et atteinte de bronchite, mais d'une bronchite aux allures telles, que Campbell, son accoucheur, avait jugé opportun de me faire intervenir. Quand j'arrivai, la maladie datait de vingt-quatre heures à peine, et déjà les lèvres étaient un peu cyanosées et la respiration très fréquente. Des râles muqueux fins s'entendaient nombreux dans la poitrine.

Je redoutais un catarrhe suffocant et demandai une consultation, qui ne put avoir lieu en raison de l'heure avancée, et du jour, consacré aux réunions de famille. Réduit à mes seules forces, tenant compte du péril de la situation, et malgré la grossesse, ou plutôt à cause de celle-ci, je prescrivis une potion kermétisée (à la dose de 40 centigrammes dans un julep de 120 grammes), à prendre par cuillerée à soupe d'heure en heure. Ce qui fut fait.

Le lendemain matin, la malade allait mieux, sans qu'il y eût eu des vomissements, et l'on crut devoir, sur un avis contraire au mien, diminuer la dose de kermès et donner une potion insignifiante. Quelques heures plus tard, vers midi, on me rappelait en toute hâte : la malade sufloquait. « Ah ! cher docteur, me dit le mari, c'est fini, ma femme est morte ! » Et, en réalité, la malheureuse dame était assez voisine de sa fin. Le pouls, filiforme, battait plus de 150 fois par minute, et la respiration, orthopnéique, s'accomplissait laborieusement 60 fois dans le même temps. Une pluie de râles crépitants s'entendait du haut en bas de la poitrine, dont la sonorité était partout restée normale. Les crachats mucoso-salivaires ou à peine rosés de la matinée, étaient remplacés par des crachats sanglants et non rouillés, qui remplissaient le vase destiné à les recevoir. La voix était presque éteinte et la vue s'accomplissait comme à travers un voile qui allait chaque minute s'épaississant davantage. C'était le catarrhe suffocant dans toute sa terrible évidence, arrivé en moins de trois heures à la phase d'asphyxie confirmée, et compliqué d'hémoptysie.

J'appliquai immédiatement une quarantaine de ventouses sèches, puis de ventouses scarifées, sans succès appréciable. Un médecin du voisinage avait tenté de pratiquer une saignée qui n'avait pas donné de sang ; je résolus, nonobstant, d'en faire une nouvelle, et le bonheur voulut que le sang coulât largement ; je fis une abondante émission sanguine. Elle fut bienfaisante, son premier effet fut de rendre la vision et la perception externe plus nettes, de faire disparaître le vertige et le bourdonnement d'oreille, et de permettre à la malade de mieux associer ses idées. La face pâlit, les lèvres devinrent un peu moins cyanosées. Mais la respiration ne fut pas aussi rapidement améliorée que l'innervation cérébrale, la dypsnée diminua peu à peu, mais trop lentement à notre gré ; la poitrine restait pleine des mêmes râles crépitants d'une excessive finesse, et le sang était toujours abondamment craché.

Cependant toutes nos tentatives thérapeutiques avaient pris du temps ; et comme la dame était d'assez haut rang, que la situation semblait mortelle et allait probablement le devenir malgré l'amélioration produite par la saignée, que c'était le jour de l'an, jour de visite, cela causait grand émoi dans tout ce monde. Comme d'ailleurs la famille est très religieuse, qu'on se préoccupait de l'éternité pour un enfant qui allait mourir avant d'être né, on agitait dans l'entourage la question de l'accouchement prématuré, et l'on murmurait aux oreilles de Campbell les mots d' « opération à faire », ce à quoi le judicieux accoucheur répondait que « l'enfant était mort et que bientôt la mère ne serait plus. » Paroles qui démontrent la gravité de la situation et n'avaient rien d'exagéré.

Blache, qui avait été appelé en consultation, Campbell et Roberts étaient à peu près d'avis que la malade était perdue. Avec une certaine présomption, seul je ne désespérais pas. Sur mes conseils, un vomitif fut administré. A trois heures de l'après-midi, 1 gr. 50 de poudre d'ipécacuanha fut donné en trois fois à cinq minutes d'intervalle et provoqua d'abondants vomissements. Dès lors, l'amélioratiou commencée par la saignée fut définitive. L'hémoptysie et la dypsnée allèrent toujours en diminuant, et la malade put alors parler autrement que par signes, ainsi qu'elle faisait depuis quelques heures.

Le traitement émétique fut continué par l'usage d'une potion à la dose de 50 centigrammes de kermès administré par cuillerées toutes les demi-heures. Enfin, sur les dix heures du soir, je fis appliquer douze sangsues à la base de la poitrine. Les râles avaient notablement diminué d'étendue et de finesse, l'expectoration n'était plus qu'à peine rosée, et la malade finit par s'endormir. De tout cela je peux vous répondre, ayant passé la nuit avec Campbell auprès de la malade.

Vers les sept heures du soir, la malade était accouchée sans grande douleur d'un enfant mort. Et l'on eut le bon goût de ne m'attribuer ni la fausse couche, ni la mort de cet enfant qu'avait tué l'asphyxie maternelle.

En trois jours tout était terminé, la malade entrait en convalescence.

La rapidité d'évolution des accidents vers le pire comme vers le mieux n'était point celle d'une phlegmasie franche, pneumonie ou bronchite, mais bien d'une congestion pulmonaire rapidement suffocante et hémoptysique. Seulement, quant à la cause première de ces accidents, qui était toute matérielle, comme on le verra, elle m'était restée inconnue, n'ayant ausculté la malade qu'au milieu du bruit des râles du catarrhe suffocant et n'ayant pu la revoir alors que ce tapage avait cessé.

Bientôt après elle quitta Paris pour aller à Tours ; or, deux ans et demi plus tard, j'étais mandé dans cette ville par dépêche télégraphique ; les mêmes accidents s'étaient reproduits dans le cours d'une grossesse arrivée à son cinquième mois, comme en 1864, c'est-à-dire à une époque où le sang du fœtus commence à avoir une certaine masse. Mais, prévenus par le mari, les médecins avaient renouvelé la médication instituée la première fois avec succès. La malade avait été saignée, et une potion kermétisée lui avait été administrée. Aussi, quand j'arrivai vingt-quatre heures après le début des accidents, l'expectoration sanglante avait-elle presque cessé ; mais on entendait encore des râles crépitants dans la moitié inférieure des deux côtés en arrière ; il y avait de la dypsnée avec coloration toujours un peu violacée des lèvres.

Vivement intrigué par cette répétition d'une congestion pulmonaire double avec hémoptysie dans le cours d'une grossesse, ne doutant pas d'ailleurs que celle-ci ne fût la cause des accidents congestifs et hémorrhagiques, mais ne sachant comment associer ni expliquer matériellement ces phénomènes, j'auscultai la poitrine, ayant l'esprit préoccupé du problème, lorsque tout à coup je perçus un bruit morbide qui en donnait la solution. C'est du cœur que venait tout le mal ! Dans la région sous-mamelonnaire s'entendait au premier temps du cœur un bruit de souffle rude, presque râpeux, et le second bruit cardiaque était dédoublé. Il n'y avait pas à en douter, une insuffisance de la valvule mitrale existait, et c'était la maladie du cœur qui, la grossesse aidant, causait la congestion pulmonaire et l'hémoptysie.

J'appris alors que la jeune dame, âgée de vingt-quatre ans, avait eu un rhumatisme articulaire aigu à l'âge de dix ans, lequel avait duré assez longtemps. Or, il n'était pas douteux que la maladie organique du cœur, dont je venais de constater l'existence, ne dérivât de l'endocardite rhumatismale de quatorze ans antérieure. De sorte que cette maladie cardiaque avait été absolument latente pendant douze ans, et que, dans les deux dernières années de cette période de quatorze ans, le silence morbide n'avait été rompu qu'à l'occasion de deux grossesses successives, c'est-à-dire quand, à la vie intrinsèque de la dame, venait se surajouter une existence extrinsèque ; quand ce cœur malade était obligé de battre pour deux ; quand ce ventricule, hypertrophié par la grossesse, faisait refluer dans l'oreillette une masse de sang augmentée par cette même grossesse ; quand enfin la valvule mitrale était ainsi devenue doublement insuffisante.

Comme les accidents asphyxiques immédiatement conjurés ne prirent pas les proportions de la première attaque congestive, l'enfant ne fut pas asphyxié dans le sein maternel, et la fausse couche n'eut pas lieu. Premier résultat d'une médication opportunément énergique.

Il fut convenu que cette dame ne sortirait pas de ses appartements durant les quatre prochains mois de mauvaise saison, et qu'elle éviterait toute cause d'émotion, d'effort ou de fatigue jusqu'au terme de sa grossesse, ce qui fut fait. Il n'y eut aucun retour offensif de la congestion, et quatre mois après, la dame mettait au monde une belle petite fille, résultat nécessaire de mesures physiologiquement combinées.

Depuis j'ai l'occasion d'observer attentivement Mme F..., qui habite Paris; chez elle l'affection cardiaque a rétrogradé vers la première phase de ces affections (palpitations, pâleur et dypsnée facilement provoquée) ; ses battements sont péniblement supportés, et le bruit de souffle est des plus intenses ; la santé n'est plus qu'en équilibre instable ; tout lui est devenu, l'hiver, une occasion de bronchite congestive ou de congestion bronchique, mais enfin le cœur tient bon, et le système de la grande circulation n'est pas touché.

Observation II.

Insuffisance mitrale, grossesse, troubles pulmonaires, accouchement à terme, enfant vivant. (M. le professeur Péter, leçons de clinique médicale.)

Il y a près d'un an, j'étais appelé par un médecin d'Asnières pour voir sa sœur, Mme H..., qu'il craignait bien d'être phthisique. Cette jeune dame avait été prise au cinquième mois de sa grossesse, d'accidents pulmonaires qui en deux mois étaient devenus des plus formidables ; et, comme sa mère est asthmatique au plus haut degré, qu'un de ses frères a succombé déjà à la tuberculisation pulmonaire, que la phthisie rapide est chose fréquente chez les femmes enceintes prédisposées à cette affection, le pauvre médecin osait à peine ausculter sa sœur, tant il craignait de découvrir les indices révélateurs de la maladie qu'il redoutait. Je vis cette jeune dame avec un praticien distingué qui devait l'accoucher, et avec un autre médecin du quartier de la Madeleine.

L'aspect de la malade était en effet celui d'une phthisique. Elle était pâle, considérablement amaigrie, avait perdu tout appétit, et vomissait même parfois, à la suite de quintes de toux, le peu d'aliments qu'elle prenait. Il y avait une petite fièvre continue, et le pouls battait 120 à 160 pulsations. La toux était des plus fréquentes, surtout la nuit, l'expectoration, mucoso-purulente, excessivement abondante. Quant à la dypsnée, elle était devenue telle, que la malade passait, depuis près d'une semaine, ses jours et ses nuits dans un fauteuil. Il n'y avait pas de sommeil, en raison de l'oppression et de la toux, et, dès que la malade s'assoupissait un peu, elle se réveillait couverte de sueur. J'auscultai la malade, et j'entendis des râles fins et humides dans toute la poitrine ; en arrière et des deux côtés, il y avait un peu de submatité. L'état d'anxiété de la malade rendait d'ailleurs cet examen physique assez difficile.

En raison de tous ces faits que je viens d'énumérer : antécédents de famille, grossesse, vomissements par le fait de la toux, sueurs nocturnes, émaciation rapide et fièvre continue, j'avoue que, prévenu comme je l'étais par le frère, je considérai ces râles comme des craquements humides, et crus à l'existence de cette espèce de broncho-pneumonie de la tuberculisation aiguë. C'était d'ailleurs l'avis des trois autres médecins,

Cependant, comme il fallait au moins soulager la malade que nous ne pensions pas pouvoir guérir, je conseillai, contre la toux quinteuse et la dypsnée, l'iodure de potassium à la façon de Green, de New-York (2 grammes dans une potion gommeuse avec addition de 4 grammes de teinture de lobelia inflata) ; contre l'affection thoracique, de petits vésicatoires successifs ; contre l'anorexie, les gouttes amères de Baumé (trois avant chaque petit repas) ; contre la dyspepsie, l'acide chlorhydrique étendu (trois gouttes après chacun de ces mêmes repas dans quatre cuillerées d'eau sucrée) ; comme analeptique, la viande crue râpée ; comme tonique, le vin de quinquina au malaga par petites cuillerées.

A quinze jours de là, on me fit savoir que la malade était en voie de guérison, et qu'on désirait me revoir. Comme on ne guérit pas ces phthisiques-là, je n'eus garde de ne pas me rendre à l'invitation. L'amélioration était en effet des plus sensibles, et les râles ne s'entendaient plus que dans la moitié inférieure de la poitrine. C'était décidément à une bronchite capillaire que nous avions eu affaire, et je m'étais complètement trompé. Je cherchai alors à me rendre compte de cette erreur commise en bonne compagnie, et j'en trouvai l'origine dans le cœur. Il y avait là un bruit de souffle intense, presque râpeux, systolique et sous-mamelonnaire, indice trop évident d'une insuffisance mitrale, souffle que je n'avais pas entendu à ma première consultation, pour cette bonne raison que je n'avais pas ausculté le cœur (convaincu que j'étais qu'il s'agissait d'une tuberéulisation aiguë), et que d'ailleurs le bruit de râles, d'une part, et la fréquence, comme la faiblesse, des battements cardiaques, d'autre part, devaient amoindrir l'intensité du souffle cardiaque actuellement perceptible dans une grande étendue de la région précordiale. Je ne pouvais donc partager complètement la joie qu'on éprouvait de cette espèce de résurrection, et je dus, rectifiant le diagnostic, porter pour l'avenir un pronostic très réservé. En attendant, et pour mener à bien une grossesse qui avait causé de tels périls, je conseillai le plus grand repos et les précautions nécessaires pour éviter tout retour offensif de la congestion pulmonaire. On était heureusement dans la saison chaude. L'accouchement eut lieu à terme, et l'enfant fut confié à une nourrice.

Mme H... réside actuellement à Orléans, et j'ai occasion de l'observer: l'affection cardiaque a rétrogradé... et les mêmes phénomènes se passent chez elle que ceux qui sont relatés dans l'observation précédente à propos de Mme F...

Observation III.

Insuffisance mitrale, troubles gravido-cardiaques. (M. le professeur Péter, leçons de clinique médicale.)

Une femme atteinte d'insuffisance mitrale, était entrée dans mon service de la Charité, n'ayant, à la fin de son troisième mois de grossesse, d'autres troubles secondaires causés par celle-ci qu'une excessive fréquence du pouls, une grande pâleur et de la dypsnée sans râles. La faiblesse était devenue telle, que cette femme avait dû cesser son travail de blanchisseuse et entrer à l'hôpital. Je ne doutais pas que la grossesse ne fût cause de tous ces accidents, et je lui fis garder le repos. Malgré la digitaline, donnée progressivement à la dose de 6 à 8 milligrammes, jamais je ne pus faire tomber le pouls au-dessous de 120 ; mais cette fréquence du pouls n'était pas accompagnée de fièvre ; la température était restée à 37 degrés. Vers le cinquième mois, et en dépit du repos, la malade restant plus souvent au lit que levée ; en dépit des précautions contre tout refroidissement, à la dypsnée s'ajoutèrent des râles congestifs aux deux bases pulmonaires et de la toux. Au sixième mois, les râles s'étaient encore étendus ; ils occupaient le tiers postéro-inférieur de chaque poumon, et, à la fréquence du pouls, qui était resté le même, s'étaient jointes des intermittences nombreuses, toutes les dix ou douze pulsations. Je dis des intermittences simultanées du cœur et du pouls. Ainsi la malade était entrée dans la phase d'asthénie des vaisseaux de l'hématose, et le cœur tout entier traduisait sa fatigue plus grande et sa propre asthénie commençante par l'intermittence de ses contractions.

Observation IV.

Insuffisance mitrale, rhumatisme articulaire aigu, antécédent, palpitations, grossesse, orthopnée, accouchement à sept mois, mort huit heures après. (Duroziez.)

Crahet, femme Robin, 38 ans, journalière, entre à la Clinique d'accouchements, lit n° 2, le 7 juillet 1873. Mariée à 31 ans, elle fait à 32 ans une fausse couche à la suite d'une peur, puis elle est retenue six semaines au lit par un rhumatisme articulaire aigu. Plus tard elle a eu deux enfants venus à terme qui vivent encore. Au mois de septembre 1872, à 37 ans, elle est malade à la suite d'une chute dans l'eau au moment de ses règles. L'essouflement paraît ne dater que du mois de novembre, deux mois plus tard. Les règles paraissent pour la dernière fois au commencement du mois de décembre. Vomissements pendant trois ou quatre jours au début de la grossesse. Toux persistante. Le 1er juin 1873 apparaissent l'étouffement et l'enflure des jambes. Cette femme ne peut plus se coucher.

Bulletin de la Clinique. — Entrée 7 juillet 1873, 11 heures do matin. Première époque à 13 ans; règles de 7 à 8 jours tous les mois. Epoque présumée de la grossesse sept mois. La femme meurt huit heures après l'accouchement, n'ayant pas présenté d'albumine.

M. Martel, externe, a noté à l'autopsie un œdème généralisé, l'insuffisance et des végétations de la mitrale.

L'enfant, envoyé en nourrice, est mort le 18 juillet.

Observation V.

Nous devons cette observation à la bienveillante communimunication orale de M. Guéniot; elle intéresse surtout le praticien au point de vue des réserves dont il doit faire suivre tout avis contraire à un mariage sur l'opportunité duquel il est consulté.

Insuffisance mitrale, accidents gravido-cardiaques, 1re grossesse se termine à 4 mois, 2e grossesse, 3 semaines avant terme. (Guéniot.) Observation inédite.

M. Guéniot, qui se propose d'ailleurs de publier plus tard un travail sur ce sujet, nous a raconté qu'il y a huit ans environ, il fut appelé en consultation, en compagnie de M. le professeur Peter, auprès d'une jeune fille atteinte d'insuffisance mitrale et d'hypertrophie cardiaque, toutes lésions parfaitement caractérisées, et dont la famille désirait être éclairée sur les périls et les chances d'un mariage depuis longtemps projeté.

D'une voix unanime, ces savants praticiens ne dissimulèrent pas à la famille les dangers de toute sorte, et, en toui cas, l'aggravation de la maladie cardiaque, qui pourraient résulter du mariage et surtout de la grossesse.

La famille, à qui souriait ce mariage, les deux fiancés, fort épris l'un de l'autre, ne se laissèrent pas arrêter par cet avis prudent, et sept mois après cette consultation, le mariage était contracté.

La jeune femme ne tarda pas à devenir enceinte. Cette première grossesse fut déjà marquée par des accidents pulmonaires qui ne furent jamais considérés comme immédiatement inquiétants. Néanmoins une fausse couche survint sur la fin du quatrième mois, et mit fin aux troubles pulmonaires.

A quelque temps de là, une seconde grossesse survint, qui pas plus que la première, ne fut exempte de troubles respiratoires. Les troubles purent cependant être contenus et tout danger réprimé, si bien qu'environ trois semaines avant terme, cette jeune femme mit au monde un bel enfant qui vit encore en parfaite santé. C'est M. Gueniot lui-même qui a assisté cette jeune femme jusqu'après ses couches; elle fut rapidement rétablie entièrement.

Les deux époux satisfaits de cette paternité, sont tout heureux d'avoir pu, sans plus de périls, se constituer une famille.

Observation VI.

Insuffisance mitrale, grossesse avec complication d'une affection organique du cœur, congestion pulmonaire grave à la fin du septième mois de la grossesse, saignée, cessation des accidents congestifs, accouchement prématurée, rétablissement. Observation communiquée par le docteur Bailly, professeur agrégé. (Thèse de M. Porak.)

Mme X..., vingt-six ans, a eu, il y a cinq ans, une première couche naturelle, et son enfant (un garçon assez délicat) en a été le fruit. — C'est une femme délicate, maigre, d'apparence assez chétive ; M. le docteur Empis, son médecin habituel, a constaté chez elle des signes non deuteux de tuberculisation pulmonaire et un souffle permanent au premier temps de la contraction cardiaque, caractérisant une insuffisance mitrale. Je constate moi-même ce bruif anormal qui est bien accusé. Cependant, sauf de la maigreur, de la faiblesse et une oppression habituelle, Mme X... ne présente pas de symptômes apparents d'une maladie du cœur. La circulation paraît à peu près normale, la coloration des téguments est bonne, et Mme X... n'a jamais présenté d'œdème malléolaire. — Je pouvais donc espérer que la grossesse ne se ressentirait pas trop de cette complication cardiaque, et qu'elle s'achèverait aisément. Dans le courant du mois de septembre 1878, Mme X... contracte une pneumonie qu'en l'absence de M. le docteur Empis, M. le docteur Roulin fut appelé à traiter et qui se termina bien.

Le 30 octobre suivant, M. le docteur Empis me pria de voir avec lui cette malade. Depuis la veille, onze heures du soir, elle était prise d'une congestion pulmonaire avec oppression, cyanose de la face, obligation de rester assise sur son lit, et expectoration incessante de mucosités bronchiques spumeuses et sanglantes. Le liquide expectoré rappelait assez exactement le jus de cerise ou de groseille. Des ronchus sonores et des râles humides emplissaient la totalité du thorax.

Ces symptômes nous parurent fort inquiétants et nous décidèrent à pratiquer sans hésiter une saignée de 250 grammes, malgré la faiblesse habituelle de la malade. Elle fut faite le 30 octobre à 6 heures du soir. — Dès la nuit suivante, Mme X... se sentit soulagée, elle put se coucher horizontalement et dormit quelques heures. Le lendemain, la couleur rosée, sanglante avait disparu dans les crachats, l'oppression avait entièrement cessé. La grossesse toutefois ne résista pas au trouble respiratoire considérable causé par la congestion pulmonaire ; dès le 31 octobre au soir, Mme X... éprouvait les premières douleurs de l'accouchement, et le lendemain 1er novembre 1878 elle accouchait d'un enfant petit, non viable, qui succomba quatre heures après sa naissance.

La mère eut des suites de couches simples.

Observation VII.

Insuffisance mitrale, avortement, observation de M. Letulle. (Thèse de M. Porak.)

Friq... Rose, vingt-huit ans, a eu une attaque de rhumatisme articulaire aigu à l'âge de vingt-trois ans. Pas d'autres causes de maladies du cœur. Depuis ce temps elle est sujette aux palpitations et à s'essouffler facilement.

Cependant elle est devenue enceinte à vingt-quatre ans et demi pour la première fois et sa grossesse parcourt ses périodes sans aggravation notable et sans accidents cardiaques. Elle accouche à terme.

Actuellement elle ne se croyait pas enceinte ; elle n'a pas présenté non plus d'exagération des troubles cardiaques. Mais il y a trois semaines elle eut des pertes abondantes. Le médecin qui la soignait a trouvé dans le sang qu'elle perdait un œuf intact contenant un fœtus. Nous n'avons pas pu obtenir d'autres renseignements ; l'intégrité des membranes fait supposer que la grossesse était peu avancée. Les règles avaient persisté comme de coutume pendant la grossesse.

A l'auscultation, à la pointe du cœur, on constate un souffle systolique court ; il est très rude ; il est ordinairement précédé d'un claquement qui paraît être le claquement valvulaire systolique. A la base, souffle anémique très doux. Couches normales.

Observation VIII.

Insuffisance mitrale débutant après la cinquième grossesse. Les deux accouchements suivants normaux, puis sept avortements, et enfin accouchement d'un enfant chétif. (Chiara, thèse de M. Porak.)

Femme de trente-six ans, entrée à l'hôpital le 14 janvier 1877.

Constitution affaiblie, dyspnée habituelle, réglée à quinze ans, époques irrégulières et douloureuses, bassin bien conformé, sept grossesses à terme, accouchements naturels. Après la septième grossesse eurent lieu sept avortements avec hémorrhagies abondantes.

Grossesse actuelle : nausées et vomissements au début; dyspnée et catarrhe bronchique; affection cardiaque, insuffisance mitrale; urine sans trace d'albumine.

Etat au moment de l'admission : troubles nerveux légers et fréquents, vertiges, quelquefois lipothymie; poumons : résonnance presque normale, murmure vésiculaire, un peu voilé par des râles de catarrhe bronchique, dyspnée; cœur : matité de la quatrième à la cinquième côte ; pointe du cœur dans le sixième espace intercostal. Bruit de souffle intense, rude, systolique à la pointe. Second bruit un peu prolongé.

Appareil digestif : aigreurs. Rien dans les antécédants ne peut expliquer l'affection cardiaque, dont la malade commence à souffrir depuis la cinquième grossesse.

Accouchement spontané prématuré au commencement du neuvième mois, le 19 janvier. L'enfant se dégage O. I. G. A. Garçon bien conformé; poids, 2,470 grammes ; poids des annexes, 475 grammes.

Le placenta présente quelques petites plaques fibrineuses vers la périphérie.

Suites de couches normales.

Observation IX.

Rétrécissement mitral, grossesse normale. (*Union médicale* 1874.)

M. le professeur G. Sée, dans sa leçon clinique à la Charité, janvier 1874, cite le fait d'une jeune femme qu'il connaît depuis dix ans et qui est atteinte d'un bruit présystolique, râpeux. Cette femme s'est mariée il y a trois ans (1871), a un enfant qui se porte bien et la grossesse n'a porté aucun préjudice à la santé de la mère.

Observation X.

Rétrécissement mitral, grossesse normale. (*Union médicale* 1874.)

M. le professeur G. Sée cite dans la même leçon clinique une dame de 30 ans qui a déjà eu deux enfants et qui, à la suite d'un rhumatisme articulaire survenu à l'âge de 18 ans, a présenté tous les caractères d'une affection cardiaque. Il existe aujourd'hui (1874) un bruit de piaulement simple à la pointe et un double bruit de frottement à la partie supéro-interne de la région précordiale. La santé générale est cependant très-bonne, malgré un certain degré de dyspnée laquelle n'a cependant pas été augmentée par la grossesse.

Observation XI.

Rétrécissement mitral, tuberculose, grossesse, pnenumonie et mort. (*Union médicale* 1874.)

En 1873, M. le professeur Sée était appelé en consultation auprès d'une jeune femme de 22 ans. Cette malade avait les apparences d'une belle santé, mais se plaignait d'une dyspnée intense et d'une toux fatigante. Elle avait été envoyée à La Bourboule pour un catarrhe bronchique l'année précédente. On constata l'existence d'une tuberculose pulmonaire. La malade avait une caverne à gauche au sommet. A la pointe du cœur un bruit de souffle rude et râpeux. La malade devenant enceinte, sa grossesse suivit un cours naturel, et le 1er janvier 1874, la malade accouchait dans les meilleures conditions. Le lendemain, 2 janvier, elle était prise de fièvre et de toux et il se déclarait une pneumonie du côté droit. La malade mourut le 12 janvier des suites de cette pneumonie.

Observation XII.

Rétrécissement mitral considérable, palpitations violentes depuis quatre ans, mort subite immédiatement après un accouchement régulier, enfant vivant. (Obs. de Fr. Ramsbotham, extraite du travail de Duroziez.)

Femme de 28 ans, morte pendant la délivrance, après avoir accouché de son quatrième enfant.

Les viscères abdominaux étaient sains, les poumons gorgés de sang, le cœur petit et flasque. La mitrale très-épaisse admettait à peine l'extrémité du doigt. L'utérus était rétracté.

Cette femme éprouvait depuis quatre ans des palpitations violentes, et le plus léger exercice, surtout l'action de monter même très-lentement un escalier, l'essoufflait beaucoup; elle toussait constamment et crachait de temps en temps un peu de sang. Le travail avait été facile et prompt, elle ne paraissait pas fatiguée lorsqu'au moment de la ligature du cordon, elle fut prise de mouvements convulsifs et mourut presque subitement.

Observation XIII.

Rétrécissement et insuffisance aortique, pleuro-pneumonie, mort subite enfant mort-né, autopsie. (Mac Clintock, *Union médicale,* 7 juillet 1853.)

Anna Baker, 21 ans, primipare, morte immédiatement après le travail accompli en six heures. Enfant mort.

Autopsie. Œdème généralisé, Sérosité brunâtre dans le péricarde. Cœur très gros, ventricule droit très dilaté et à parois très minces ; orifice aortique admettant à peine l'extrémité du petit doigt, à valvules dures et cartilagineuses. Cœur rempli de sang coagulé. Plèvres fortement adhérentes à la plus grande partie du poumon hépatisé. Utérus et autres organes sains.

Observation XIV.

Rétrécissement mitral, asystolie survenant vers le sixième mois, amendement très notable des troubles gravido-cardiaques, par M. Budin. (Thèse de M. Porak.)

La nommée Blo, vingt-sept ans, primipare, couturière, est entrée à l'hôpital des Cliniques, le 18 mars 1880.

Antécédents héréditaires nuls. Le 4 décembre 1876, s'étant hasardée sur la glace, cette dernière se rompit, elle tomba dans l'eau. A la suite de cette chute, elle eut une pleuro-pneumonie, et des accidents dont elle ne put déterminer la nature : elle eut du délire pendant quelques jours. Depuis ce temps, elle se plaint de violents battements de cœur, s'exagérant à la suite des mouvements, lorsqu'elle monte les escaliers par exemple.

Les phénomènes cardiaques se sont amendés dès la fin de l'année 1877. La menstruation a toujours été régulière, excepté pendant la durée de la pleuro-pneumonie que nous avons signalée plus haut.

Dernières règles dès les premiers jours d'août 1879, date probable de la grossesse.

Au mois de janvier, par conséquent vers le sixième mois de sa grossesse, elle ressentait de nouveau des palpitations de cœur, surtout lorsqu'elle montait les escaliers.

A la suite d'une vive frayeur, elle fut prise d'une hémoptysie qui se reproduisit ultérieurement pendant deux mois tous les jours, surtout pendant la nuit, s'accompagnant de toux, de point de côté à gauche, d'oppression ; le sommeil était agité.

La dyspnée était telle que la malade ne pouvait pas s'étendre sur son lit ; elle dormait assise ; les palpitations devinrent si violentes qu'elle ne pouvait faire aucun mouvement. Enfin il se développa de l'œdème des membres inférieurs, remontant jusqu'aux genoux, et s'exagérant lorsque la malade restait debout.

Cet état ne s'amenda pas dans le courant du mois de février.

Etat actuel, 18 mars 1880. — La malade est dans un état d'asystolie complet : teint jaunâtre, pommettes violacées, orthopnée, œdème des jambes assez marqué, battements de cœur irréguliers, pouls faible et irrégulier ; quelques râles aux poumons, à la base, en arrière ; un peu d'albumine dans les urines.

A l'auscultation, roulement présyotolique.

L'utérus s'élève à deux travers de doigt au-dessus de l'ombilic ; il est dur, contracté ; l'enfant vit.

A la suite d'un traitement approprié et du repos, cet état s'amende très notablement et la malade demande son exeat un mois après son admission.

La fin de sa grossesse s'est passée normalement, sans accidents. Les douleurs du travail sont survenues le 19 mai, à onze heures et demie du soir. Elle accouche le lendemain matin, à sept heures et demie.

L'accouchement fut normal. La délivrance est achevée sans difficulté; pas d'hémorrhagie. Les suites de couches ont été normales. Elle a mis au monde une petite fille qui ne pesait que 2,200 grammes. La malade, actuellement à l'hôpital, présente encore de l'œdème des jambes.

Observation XV.

Cette observation et la suivante, nous les devons à une communication orale de M. Guéniot; la seconde nous a été complétée oralement par M. Landouzy.

Rétrécissement mitral, mort subite le lendemain d'une chute. (Obs. inédite.)

M. Guéniot nous a raconté qu'étant à la Maternité il avait vu y rentrer une femme, qui, étant enceinte de quelqus mois, venait de faire une chute, dans laquelle son ventre était venu se projeter contre un meuble. Elle mourut subitement le lendemain. Comme à son entrée, on avait constaté une lésion cardiaque, et que M. le professeur Ball s'occupait beaucoup à ce moment des endocardites puerpérales, il fut appelé pour assister à l'autopsie, car on s'attendait à rencontrer une embolie quelconque qui expliquât la mort.

L'autopsie fut minutieuse et on ne trouva d'autre lésion pouvant expliquer la mort subite qu'un rétrécissement mitral extrêmement considérable.

Observation XVI.

Rétrécissement mitral, accidents asystoliques et nerveux. (Obs. inédite.)

En 1876, M. Landouzy donnait ses soins à une dame de vingt-quatre ans, affectée d'un rétrécissement mitral. L'affection cardiaque était héréditaire dans sa famille. Mère de deux enfants, elle était dans le cours de sa troisième grossesse. Quelques troubles pulmonaires légers s'étaient déjà montrés. Œdème malléolaire. Mais, ce qui faisait surtout souffrir cette jeune femme, c'étaient des palpitations et des battements de cœur très violents.

Elle était, nous dit M. Landouzy, dans un état excessivement remarquable de surexcitation et d'éréthisme nerveux.

Elle fut envoyée à la campagne, et M. Guéniot, qui fut appelé à faire l'accouchement qui eut lieu à terme, nous a dit qu'il y eut une métrorrhagie après le travail.

MM. Landouzy et Guéniot déconseillèrent fortement à cette dame toute nouvelle grossesse.

Observation XVII.

Double affection mitrale, grossesse, accouchement prématuré à six mois, mort. (Clinique du professeur G. Sée, 1874.) (*Union médicale.*)

X... couturière, 25 ans, entre le 11 novembre 1873 dans le service de M. le professeur Sée. La malade est au cinquième mois de sa grossesse. Elle est admise à l'hôpital pour une affection cardiaque dont elle est atteinte depuis l'âge de 8 ans.

Depuis son enfance, elle a toujours eu de la dyspnée et de l'orthopnée. Elle a déjà eu de l'œdème des extrémités inférieures. Malgré son affection cardiaque elle pouvait encore se livrer au travail, mais à un travail sédentaire.

A son entrée à la Charité elle a les pieds gonflés et présente une dyspnée très intense. L'œdème a réapparu vers le premier mois de la grossesse. L'auscultation du cœur révèle l'existence d'une double affection mitrale. Le cœur est légèrement hypertrophié. Rien à la base.

La dyspnée devient chaque jour plus considérable ; la malade se cyanose de plus en plus, et six semaines après son entrée à l'hôpital, elle accouche au sixième mois de sa grossesse.

Après l'accouchement, les phénomènes d'auscultation ne se modifient en aucune façon, l'œdème ne diminue pas, et la malade meurt trois jours après.

Autopsie faite le 5 janvier 1874 par M. le docteur Cornil.

Le cadavre est infiltré. Les extrémités inférieures sont très œdématiées. Des plaques de gangrène blanche siègent à la face interne de la cuisse droite.

Le ventre contient une assez grande quantité de sérosité.

Rien de particulier pour l'estomac.

Il existe des adhérences des lobes supérieurs des deux poumons et un peu de liquide dans la plèvre droite.

Le péricarde contient un liquide citrin ; il existe des plaques laiteuses sur le ventricule droit. Le cœur est hypertrophié ; les deux ventricules présentent le même volume ; leurs pointes ont le même niveau.

L'orifice tricuspide est rétréci, mais n'est pas insuffisant ; ses valvules sont très épaissies. L'orifice de l'artère pulmonaire présente les mêmes caractères.

L'aorte athéromateuse est étroite et insuffisante, les valvules sygmoïdes sont épaissies.

L'orifice mitral, vu par sa face supérieure, présente un infundibulum qui laisse à peine pénétrer l'ongle de l'indicateur, et une série de végétations molles, semi-transparentes et recouvertes d'une exsudation fibrineuse. Vu par sa face ventriculaire, cet orifice présente un anneau infundibuliforme d'origine ancienne, avec adhérence des tendons.

La surface interne de l'oreillette gauche est d'un blanc légèrement grisâtre.

L'endocarde est épaissi; il est le siège de plaques calcaires dures qui siègent en deux endroits et qui ont dans leur ensemble la largeur d'une pièce de un franc.

Les parois des deux ventricules ont à peu près la même épaisseur, un centimètre environ.

Dans les poumons on constate l'existence d'un emphysème du lobe supérieur gauche.

Congestion œdémateuse des parties déclives dans les deux poumons.

La rate est un peu dure.

La substance corticale des reins est grisâtre et un peu pâle.

Le foie présente les traces de la compression qu'exerce ordinairement le corset, et des adhérences nombreuses avec le diaphragme. A la coupe, on constate que le centre du lobule a subi la dégénérescence graisseuse. Le foie présente cet état particulier sur lequel un physiologiste distingué, M. de Sinety, a récemment appelé l'attention.

L'utérus volumineux n'est pas revenu sur lui-même. Il mesure quatorze centimètres de longueur environ. Sa surface interne, sanieuse, présente çà et là des débris de placenta.

Les glandes mammaires sont petites, elles contiennent cependant du lait.

Observation XVIII.

Insuffisance mitrale et rétrécissement, cinq premières grossesses à terme, mort des enfants, puis trois fausses couches successives. (Observation extraite du mémoire inédit de M. Peter. Thèse de M. Parak.)

La nommée L... Clémence, âgée de trente-huit ans, entre à l'hôpital Saint-Antoine, salle Sainte-Marguerite, nº 8, le 19 mars 1874.

Cette femme, qui dit n'avoir jamais eu d'affections rhumatismales, a depuis l'âge de 16 ans des battements de cœur survenus sans cause appréciable.

Elle a été réglée à l'âge de treize ans. Elle eut d'abord cinq grossesses normales qui arrivèrent toutes à terme, avec délivrance facile, sauf en un cas où l'on fut obligé d'employer le forceps.

Cependant, depuis plusieurs années, les palpitations avaient notablement augmenté, pour peu que la malade se livrât à quelque effort, tel que celui de marcher rapidement ou de gravir un escalier.

C'est dans ces conditions qu'à l'âge de trente-cinq ans, elle redevient grosse pour la sixième fois. Mais cette grossesse ne put arriver à terme, et se termina par un avortement au cinquième mois et demi, à la suite d'étouffements et de battements de cœur exagérés.

Au mois de juin 1872, septième grossesse, se terminant comme la précédente, à cinq mois et demi (dans le cours du sixième mois) et avec le cortège des mêmes accidents cardio-pulmonaires ; aucune chute, aucune violence, aucune perturbation morale, ne peuvent expliquer ces avortements.

Enfin au mois de novembre dernier, cette femme devient enceinte pour la huitième fois ; des vomissements pénibles signalèrent le début de cette grossesse. Quelques accès d'étouffement au troisième mois, surtout pendant la marche. Cependant la grossesse suit son cours jusqu'au septième mois, où dans la nuit du 18 mars, la malade est prise de douleurs utérines. Le lendemain, elle accoucha, à l'hôpital, d'un enfant vivant, mais très chétif, et qui ne tarda pas à succomber.

Le lendemain matin, on examine avec soin la malade qui est pâle, sans fièvre et sans douleurs abdominales.

Ces avortements successifs et que rien d'extérieur ne motive, attirent l'attention du chef de service sur l'état du cœur, et il constate l'existence d'une insuffisance mitrale avec rétrécissement, caractérisés par un souffle rude au premier temps et à la pointe, avec dédoublement très net du deuxième bruit.

Les suites de couches furent naturelles, et le 24 mars, la malade était en état de quitter l'hôpital.

M. Peter fait suivre cette observation des réflections suivantes :

Ce qu'il y eut de remarquable dans ce cas, c'est, d'une part, que cinq premières grossesses se terminèrent par l'accouchement à terme, mais que si ces grossesses furent heureuses pour la mère, il n'en fut pas ainsi pour les enfants qui tous moururent. C'est, d'autre part, que les trois grossesses utérines se terminèrent, la sixième et la septième, par un avortement à cinq mois et demi, et la huitième par un accouchement prématuré aux environs du septième mois. De sorte qu'ainsi cette femme, atteinte depuis longtemps de maladie de cœur, a été huit fois grosse sans pouvoir être mère.

Il ne nous paraît pas douteux que la lésion cardiaque n'ait été pour beaucoup dans ces accidents qui frappèrent surtout le fœtus.

Il est à noter que c'est cette succession de fausses couches qui conduisit le médecin à rechercher et à découvrir la maladie du cœur.

Observation XIX.

Insuffisance et rétrécissement de l'orifice mitral sans troubles gravido-cardiaques, troisième grossesse, un accouchement prématuré, un avortement antérieur, d'ailleurs état satisfaisant, par M. Barth.

La nommée Leniel, Louise, âgée de vingt-huit ans, ménagère, est entrée le 17 février 1880 dans le service de M. Peter. Antécédents héréditaires négatifs; à l'âge de huit ans, elle fut atteinte d'un rhumatisme très léger aux jambes.

Il y a six ans, accouchement prématuré à six mois et demi, à la suite d'émotions, dit-elle. Deux ans plus tard, deuxième grossesse terminée par un avortement. En même temps ictère. Depuis son rhumatisme, jusqu'à présent, elle n'a jamais eu de palpitations, ni de douleurs au cœur, ni d'autres troubles gravido-cardiaques.

17 février 1880. — Actuellement, grossesse de sept mois. Il y a trois semaines, à la suite de fatigues, palpitations, bouffées de chaleur avec douleur au dos et au côté, hémoptysie légère (crachats mêlés de sang) qui s'est répétée deux ou trois fois dans la même semaine. Au cœur, souffle prolongé de la pointe commençant par un roulement présystolique. En somme, lésion cardiaque presque latente, empirée sous l'influence de la grossesse, et lésion pulmonaire gravido-cardiaque.

Mars 1880. — Depuis qu'elle est ici, chaque fois qu'elle s'est fatiguée, il y a eu retour des palpitations, des douleurs précordiales thoraciques et des bouffées de chaleur. Par le repos, les bruits cardiaques persistent seulement.

Au mois d'avril, elle a quitté l'hôpital pour aller au Vésinet.

Elle a accouchée chez elle. On n'a eu aucun renseignement à ce sujet.

Observation XX.

Insuffisance et rétrécissement de l'orifice mitral, deux grossesses terminées prématurément, troubles gravido-cardiaques, par M. Quinquaud, médecin des hôpitaux. (Thèse de M. Porak.)

La nommée Petitpied, âgée de vingt-trois ans, est entrée le 28 avril 1880, dans le service de M. Quinquaud, à l'hôpital Cochin. A l'âge de treize ans, cette femme a eu un gonflement très douloureux du genou droit seulement, avec demi-flexion de la jambe sur la cuisse. La guérison ne fut obtenue qu'au bout de trois mois. Rien au cœur.

Depuis lors, cette femme n'a jamais eu aucune manifestation rhumatismale articulaire ou autre, tout au moins appréciable.

De douze à vingt ans, elle pouvait marcher sans trop se fatiguer.

A l'âge de vingt ans sont survenus les premiers accidents cardiaques, qu'on doit vraisemblablement rapporter à une lésion datant déjà de plusieurs années.

Voici ce qui se passa : la malade alla au bal, dansa beaucoûp, se fatigua, et aussitôt survinrent des palpitations intenses qui l'obligèrent à rester au lit durant un mois ; à ce moment, un médecin fut appelé et prescrivit de la digitale.

Six mois après cette première manifestation de la lésion cardiaque, elle se maria. Une première grossesse survint, et, durant les huit premiers mois, tout alla assez bien ; elle eut une conjonctivite intense qui dura trois mois ; elle éprouva quelques palpitations, avec un peu d'œdème malléolaire. Au huitième mois de la grossesse, la malade accoucha prématurément. La convalescence traîna pendant un mois, mais la santé revint à peu près complète. L'enfant était mort plusieurs jours avant l'accouchement.

Nouvelle grossesse avant même le retour des règles. Dès le début, la malade souffrit de palpitations qui devinrent de plus en plus fortes. Vers le cinquième mois de la grossesse, elle vit se produire des épistaxis répétées, quotidiennes, persistant environ un quart d'heure, et arrivant presque à heure fixe, le soir vers quatre heures. Ces épistaxis cessèrent dès qu'elle accoucha, prématurément, au septième mois. Cet accouchement fut suivi de pertes sanguines durant quinze jours ; après un arrêt de huit jours, les métrorrhagies revinrent encore quinze jours pour cesser tout à fait. On ne constata aucune altération du placenta. Cette fois les suites de couches ont été pénibles, la malade n'a pas encore recouvré la santé.

Etat actuel. — Pas de tuberculose, pas de trace de syphilis. On constate, un mois et demi après l'accouchement prématuré, de la douleur abdominale légère, des tiraillements lombaires.

Le palper abdominal et le toucher vaginal sont négatifs; l'utérus a repris complètement son volume normal; rien d'anormal. La malade se plaint d'une grande faiblesse de cœur. — Depuis l'accouchement prématuré, les palpitations ont diminué, mais elles subsistent et reviennent par moments, ce qui n'existait pas avant les grossesses. La pointe bat dans le cinquième espace intercostal, légèrement en dehors du mamelon; la main, appliquée à la région précordiale, sent un léger frémissement présystolique. On entend un souffle avec maximum à la pointe, commençant avec la systole, finissant avec elle et précédé d'un léger ronflement présystolique. En un mot cette femme est atteinte d'une insuffisance mitrale, avec rétrécissement, d'origine rhumatismale.

Les poumons sont absolument sains.

Observation XXI.

Insuffisance aortique probable, accidents gravido-cardiaques à chacune de ses trois grossesses, par M. Budin. (Thèse d'agrégation de M. Porak.)

La nommé Ph..., vingt-six ans, tripare, est entrée dans le service de M. le professeur Depaul, le 25 avril 1880.

Antécédents héréditaires nuls. Elle a été atteinte dans le cours de sa deuxième année d'une affection mal déterminée et ensuite d'une attaque de rhumatisme articulaire aigu. Nouvelles attaques de rhumatisme aigu à l'âge de treize et seize ans, s'accompagnant la première fois d'œdème des membres inférieurs, la seconde fois d'anasarque. Depuis, elle eut des épistaxis abondantes.

Les règles, qui ont débuté à l'âge de seize ans, durent chaque mois pendant six jours; elles sont abondantes. Elles ne furent irrégulières que pendant les premiers mois de son mariage.

Un an après son mariage, elle était alors âgée de vingt-deux ans, elle devint enceinte pour la première fois. Vers le sixième mois, elle est prise de violentes palpitations et d'une grande gêne de la respiration. Le moindre effort, soit pour travailler, soit pour monter un escalier ou pour soulever un fardeau détermine chez elle des accès de suffocation à avoir des syncopes et à tomber sans force et sans connaissance. Elle présente tous les mois, au moment où elle aurait dû avoir ses règles, des épistaxis. Au septième mois, en faisant un effort, elle ressentit un battement de cœur tel qu'elle eût une syncope et tomba du haut en bas de l'escalier où elle se tenait.

Il n'y avait aucun amendement de son état, et même depuis ce temps il y eut aggravation. Les palpitations augmentèrent, les syncopes devinrent de plus en plus fréquentes, dypsnée de plus en plus intense, et, au huitième mois, elle fut obligée de s'aliter ; elle ne pouvait plus respirer qu'assise.

Elle accoucha à terme, le 24 février 1877, d'un enfant vigoureux et très bien portant, qu'on fut obligé d'extraire avec le forceps, parce que les contractions se suspendirent trois heures après le début du travail. Au moment de la sortie de la tête, la malade eut une syncope qui dura au moins trois quarts d'heure. Elle eût aussi ensuite une hémorrhagie très abondante qu'on put arrêter à l'aide de l'ergot de seigle.

Pendant ses couches, elle fut très anémiée et sujette à de fréquentes syncopes; elle eut d'ailleurs vers le quatorzième jour une nouvelle métrorrhagie, mais moins grave que la première.

Les troubles cardiaques s'amendèrent, les palpitations devinrent moins violentes, la dypsnée moins pénible.

A partir de la sixième semaine, la menstruation se reproduisit normalement tous les mois; les palpitations diminuèrent, mais la dypsnée persista; de temps à autre elle avait des épistaxis moins abondantes que pendant sa grossesse.

Un an après, nouvelle grossesse : perte d'appétit, éblouissements, vertiges. Au troisième mois, les épistaxis deviennent plus fréquentes, les battements de cœur reparaissent, la dypsnée est moins forte que la première fois. Vers le huitième mois, les accidents s'aggravent : la suffocation est plus forte que jamais, les palpitations l'empêchent de respirer et de dormir. Elle a une toux d'abord sèche, accompagnée plus tard de crachats muqueux; pas d'œdème. Elle accouche à terme le 23 novembre 1878. On est obligée de faire une application de forceps, à cause de l'insuffisance des contractions utérines. Elle n'eut alors ni syncope ni hémorrhagie. Amélioration très notable des troubles cardiaques pendant les couches, mais cependant au dixième jour la dypsnée et les palpitations persistaient encore.

Le 18 juillet 1879, suppression des règles, troisième grossesse. Dès le début, perte d'appétit, grande pâleur de la face, toux assez fréquente (bronchite). Au cinquième mois (novembre), vertiges, syncope survenant au moindre effort ; elle est dans un état de faiblesse telle qu'elle demande son admission à l'hôpital de la Pitié, où elle reste trois mois (de décembre à mars). Elle présente alors de l'orthopnée, de la toux, de la douleur précordiale; elle n'a pas d'œdème. Au moment où elle quitte l'hôpital, son état est plus satisfaisant, mais la dypsnée et les palpitations persistent.

Le 22 avril, les palpitations sont plus violentes que jamais ; elle ne peut pas dormir, elle a des vertiges fréquents. Elle ne peut se livrer à aucun travail.

Etat actuel, 24 avril. — On la trouve dans l'état que nous venons d'indiquer ; elle se plaint surtout de battements dans les tempes et dans la tête. Le pouls est régulier, fort, rebondissant. On trouve un double bruit de souffle intermittent, crural. L'auscultation du cœur présente cependant des difficultés. On trouve un bruit de souffle, bien certainement diastolique, mais il se propage vers la pointe du cœur. M. Budin a prié M. Quinquaud de lui donner son avis sur ce diagnostic difficile d'auscultation. Ils sont tombé d'accord qu'il s'agissait bien là d'une insuffisance aortique.

L'accouchement eut lieu le 13 mai 1880, par conséquent à terme. Le travail ne fut pas normal. Les contractions utérines furent insuffisantes et on fut obligé de faire une application de forceps. Le travail avait débuté le 12 mai à trois heures du soir, on intervint le 13 mai à onze heures du soir. Il s'agissait d'une présentation de sommet en O. I. D. P.

Après l'expulsion du fœtus, il y eut une hémorrhagie assez grave qui nécessita la délivrance artificielle. Le placeuta était un peu adhérent, mais son décollement ne présenta pas de sérieuses difficultés. Les suites de couches furent normales. L'enfant pesait 2980 grammes.

Observation XXII.

Hémiplégie gauche, deuxième attaque, embolie de la sylvienne, souffle au premier temps et à la pointe. (M. Pinard. Thèses de MM. Marty et Porak.)

Frantz Marguerite, vingt-neuf ans, domestique, entrée le 14 janvier 1876 dans le service de M. le professeur Depaul. Cette femme, d'une constitution robuste et d'une intelligence très obtuse, n'a jamais été malade avant le mois de novembre 1876. Elle n'accuse aucun antécédent : pas de rhumatisme, ni de chorée, ni de syphilis, ni d'alcoolisme, ni chez elle, ni chez ses parents.

Il y a deux mois environ, elle était sortie dans la matinée pour faire ses courses, quand tout à coup elle fut prise dans la rue d'un étourdissement subit et tomba sur le sol. Elle dit avoir perdu totalement connaissance, et, dès qu'on l'eut relevée, elle s'aperçût que ses membres supérieurs et inférieurs gauches étaient devenus plus faibles, surtout le membre supérieur; elle put cependant retourner à pied chez elle, et marcha près de trois quarts d'heure, soutenue par deux personnes. Elle ne se coucha que l'après-dîner du jour où avait eu lieu l'accident, et dès le lendemain, elle reprenait ses travaux habituels; toutefois, elle était devenue très maladroite; elle laissait tomber, dit-elle, tout ce qu'elle prenait en main; elle se fatiguait aussi bien plus facilement, ce qui ne l'empêchait pas de vaquer à toutes ses occupations.

En se regardant dans un miroir, elle avait constaté que sa

bouche était déviée à droite, et que la commissure labiale de ce côté s'élevait seule, quand elle riait, tandis que la commissure gauche restait immobile. Du reste, elle n'avait noté aucune altération de la sensibilité dans les membres paralysés.

Cet état persista plusieurs jours, puis peu à peu les forces revinrent dans les membres paralysés, et, deux mois après son accident, elle se servait du bras et de la jambe gauches, aussi bien que des membres du côté droit. Le 14 janvier, la malade est apportée à la Clinique à une heure de l'après-dîner et nous raconte les faits suivants :

Parfaitement bien portante, le 13 janvier au matin, elle était sortie vers trois heures de l'après-midi pour aller faire ses provisions, quand tout à coup elle fut prise, comme la première fois, d'un étourdissement subit et tomba à terre. Elle ne perdit pas connaissance, comme lors de sa première attaque, mais elle se trouva dans l'impossibilité la plus complète de marcher; une fois qu'on l'eut relevée, on dut la reconduire en voiture à son domicile.

Son membre supérieur gauche était de nouveau paralysé et bien plus qu'il ne l'avait été dans la première attaque; c'est dans cet état que la malade fut apportée dans le service.

Le 14 janvier, à la visite du soir, on trouva la malade dans un état de somnolence très prononcé. Elle ne répond qu'avec lenteur aux questions qui lui sont adressées, toutefois son intelligence est bien intacte, son bras gauche est en résolution complète, elle ne peut s'en servir pour faire le moindre mouvement. Il y a paralysie complète de la motilité dans ce membre. Dans le membre inférieur correspondant, la motilité est mieux conservée, il semble n'y avoir que de la parésie, la malade peut encore faire remuer ses orteils, elle déplace à volonté sa jambe sur le lit en la faisant en quelque sorte glisser.

Du côté de la face, on constate en faisant rire la malade, que la moitié droite seule se meut, et que la commissure labiale gauche reste immobile, alors que la droite s'élève. Quant à la langue, elle n'est pas sensiblement déviée, mais la narine gauche est manifestement plus dilatée que la droite.

Au point de vue de la sensibilité, on constate que celle-ci, bien conservée sur la moitié gauche de la face et sur la jambe gauche, a totalement disparu sur le membre supérieur gauche. On peut enfoncer des épingles sur la face dorsale de la main jusqu'à les faire tenir toutes seules, sans que la malade manifeste la moindre douleur.

Du reste, elle ne se plaint d'aucun mal autre que de fourmillements passagers dans le membre paralysé; elle n'a pas de fièvre et a conservé son appétit. La langue est bonne, et les voies digestives ne sont nullement dérangées; rien dans les urines.

L'auscultation des poumons ne dénote rien d'anormal. Par contre, on trouve au cœur au premier temps et à la pointe, un bruit de souffle excessivement net, assez rude. Du reste, la malade dit avoir en depuis longtemps des palpitations très fortes ; elle ajoute qu'elle ne pouvait que difficilement monter les escaliers et s'essoufflait rapidement.

Evidemment il y a eu dans ce cas une poussée d'endocardite qui a altéré la valvule mitrale, et cette lésion du cœur permet d'expliquer les deux attaques suivies d'hémiplégie. L'embolie résulte probablement de végétations valvulaires détachées de la mitrale, entraînées dans le torrent circulatoire, lancées dans l'artère sylvienne droite. Elle a dû s'arrêter dans une des divisions du deuxième ordre, car si le tronc même de l'artère avait été obturé, il y aurait eu une perte de connaissance.

Au point de vue des antécédents de sa grossesse, la malade nous dit avoir accouché prématurément au septième mois de sa grossesse, dans le courant du mois de novembre 1874. Elle ne sait à quoi elle doit attribuer la cause de cet accident, si ce n'est à une fatigue exagérée. Elle dit n'avoir marché qu'assez tard, vers trois ans environ; cependant on ne note chez elle aucune déformation rachitique.

Réglée à dix-sept ans, elle a toujours eu une menstruation très régulière, et ses règles duraient d'ordinaire quatre à cinq jours tous les mois.

C'est au mois de septembre 1875 qu'elle a eu ses règles pour la dernière fois. Elle n'a pas encore senti remuer, cependant elle affirme être enceinte depuis le mois de juillet, et elle était très étonnée, dit-elle, de cette persistance des règles, qui n'avaient pas subi la moindre modification. La grossesse n'a été troublée que par quelques vomissements au début, et enfin par les deux attaques qui ont motivé son entrée dans le service.

Elle dit avoir eu de l'œdème des membres inférieurs, œdème qui augmentait surtout le soir, et qui s'explique par quelques varices. Enfin on ne relate chez elle aucun antécédent diathésique.

A l'examen du ventre, on constate que le fond de l'utérus s'élève jusqu'à un travers du doigt au-dessus de l'ombilic.

15 janvier. — Rien n'est changé dans l'état de la motilité : la sensibilité semble revenir dans le membre supérieur gauche. La malade ne se plaint que de fourmillements dans les membres paralysés.

18 janvier. — Même état : six sangsues sont placées derrière les oreilles. Céphalégie frontale. Pas de fièvre, appétit conservé.

19 janvier. — Même état général, la céphalégie persiste.

20 janvier. — Déviation de la bouche un peu diminuée.

21 janvier. — Les forces reviennent assez bien dans la jambe

paralysée; la sensibilité est encore assez obtuse dans la main gauche.

28 janvier. — Amélioration très notable dans la jambe, la malade la soulève très bien.

10 février. — Même état du membre supérieur, l'amélioration continue dans la jambe. Etat général très bon.

Le 17 mars, vers dix heures du soir, la malade est prise des douleurs de l'accouchement, et elle accouche en effet normalement à 11 h. 45 m. du matin d'un enfant vivant pesant 1600 gr.

La durée totale du travail avait été de 13 h. 45 m., délivrance naturelle.

Suites de couches normales. — Cette femme quitta l'hôpital quelques jours après son accouchement en très bon état, ne présentant plus que de la faiblesse du côté gauche.

Observation XXIII.

Troubles gravido-cardiaques, hémiplégie puerpérale, phénomènes graves pendant la troisième grossesse, et pendant les couches hémiplégie droite, mort dix-neuf jours après l'accouchement; à l'autopsie, endocardite ancienne (insuffisance et rétrécissement de l'orifice mitral, insuffisance aortique, etc.), poussée récente d'endocardite, embolies de l'artère sylvienne gauche par M. Budin. (Observation tirée de la thèse de M. Porak).

P..., vingt-sept ans, tripare, lingère, est entrée dans le service de M. le professeur Depaul, le 20 mars 1880.

Antécédents héréditaires et personnels nuls. Elle dit qu'elle était âgée de vingt-deux ans lorsqu'elle ressentit pour la première fois de la douleur précordiale, des palpitations et de l'oppression : plus tard elle eut un peu d'œdème et une toux opiniâtre. Ses accidents s'aggravèrent. En 1876 elle fut obligée de prendre le métier moins fatigant de lingère, son état s'améliora alors très notablement, les accidents étaient même presque complètement disparus.

En 1877 elle devint enceinte pour la première fois, les palpitations reparurent et la dyspnée augmenta, mais ces accidents ne furent pas aussi graves qu'au début, pas d'œdème. Cet état persista jusqu'au quatrième mois, où elle eut un avortement : couches normales. L'amélioration fut si notable que la dyspnée et les palpitations disparurent complètement.

Elle devint peu de temps après de nouveau enceinte, car les règles ne reparurent pas. Dans la première moitié de cette nouvelle grossesse la malade ne se plaignit que d'une grande faiblesse. Vers le sixième mois elle fut prise d'une toux quinteuse s'accompagnant de crachats sanguinolents, l'empêchant même de dormir la nuit. Cet état persista pendant deux mois. En même temps elle avait de la fièvre, surtout le soir, et des sueurs nocturnes. Les battements de cœur reparurent plus violents que jamais et la dyspnée fut poussée jusqu'à l'orthopnée. Après une amélioration qui dura peu de temps, les symptômes reparurent vers le huitième mois; ses jambes enflèrent et elle éprouvait de véritables accès de suffocation au moindre mouvement, à chaque quinte de toux. Ces accès s'aggravèrent et elle ressentit alors des étourdissements, en particulier lorsqu'elle s'étendait. L'œdème se généralisa, les urines contenaient une grande quantité d'albumine.

Le travail débuta le 15 juillet, au moment des contractions utérines, il y avait une augmentation de la dyspnée et des palpitations. L'accouchement et la délivrance furent normaux. L'enfant est développé normalement et en bonne santé. Après une amélioration très notable, qui ne dura que les deux premiers jours des couches, l'œdème se généralisa le deuxième jour, et les troubles cardiaques reparurent le troisième jour; dyspnée poussée jusqu'à l'orthopnée, accès d'étouffement qui fit craindre pour son existence. Cet état ne s'amende qu'au bout de cinq mois.

A cette époque les troubles cardiaques étaient très atténués, lorsqu'elle fut prise brusquement d'une hémiplégie droite avec aphasie : la malade ne perdit pas connaissance. Deux jours après ces phénomènes avaient disparu.

Quinze jours après, pendant qu'elle travaillait, elle tombe à terre sans perdre connaissance; elle était atteinte d'une nouvelle hémiplégie droite avec anesthésie et aphasie. Deux jours après il ne restait aucune trace de ces troubles paralytiques.

Les règles reparurent en janvier 1879 et se reproduisirent régulièrement jusqu'au mois de juillet où elles furent supprimées. La malade est enceinte pour la troisième fois; mais on ne peut fixer le début de cette nouvelle grossesse. Elle ne se plaint, dès le début, que de la toux. Au quatrième mois la malade n'avait aucun trouble cardiaque, mais elle était dans un tel état de faiblesse qu'il lui était impossible de travailler à quoi que ce fût. Au sixième mois la toux devint quinteuse, l'expectoration jaunâtre, la fièvre apparaissait tous les soirs, il y eut un peu d'œdème qui disparut bientôt sous l'influence du régime lacté, auquel elle s'astreignit; la dyspnée était assez forte, surtout après les accès de toux, elle ne pouvait pas s'étendre sur son lit pour se coucher.

Au septième mois amélioration notable, mais nouveau rhume, deux ou trois hémoptysies.

Etat actuel, 20 mars : Faciès cardiaque, orthopnée, respiration fréquente, pouls irrégulier, râles disséminés à l'auscultation du thorax, en avant et en arrière; œdème des membres inférieurs. L'auscultation permet de reconnaître une insuffisance mitrale manifeste.

Amélioration notable sous l'influence d'un traitement approprié et du repos.

Accouchement le 27 mars, avant terme, d'une fille pesant 1915 grammes, pas de complications.

Au troisième jour des couches, sans cause déterminée, les palpitations apparurent, et au bout de quelques jours tous les phénomènes asystoliques.

Entre le dix-septième et le dix-huitième jour, pendant la nuit, attaque d'hémiplégie à droite, avec aphasie; aggravation des phénomènes asystoliques. L'asphyxie fait des progrès incessants et la malade meurt le dix-neuvième jour de ses couches.

L'autopsie permet de constater les résultats suivants :

La rate présente un commencement de sclérose.

Les reins ne sont pas hypertrophiés, la substance corticale paraît présenter de la dégénérescence graisseuse.

Le foie présente aussi de la dégénérescence graisseuse; foie muscade.

Ovaire et utérus : Rien d'anormal.

Cœur. Poids 322 grammes. Hypertrophie surtout marquée au niveau de la moitié droite. — Surcharge graisseuse du cœur, dont le myocarde est atteint de dégénérescence granulo-graisseuse. — Un peu d'insuffisance pulmonaire et trois petits noyaux indurés, légèrement saillants sur le bord libre des valvules. — Insuffisance très évidente de l'orifique aortique. L'endartère aortique est très rouge; sur le bord libre des valvules sigmoïdes de l'aorte, on trouve des végétations, de véritables fongosités. Une de ces végétations en particulier est pédiculisée; les autres, au nombre de trois, sont plus étendues mais moins saillantes : La portion d'endocarde qui entoure les lésions est d'une couleur rosée plus intense que partout ailleurs. Une de ces végétations, ulcérée, siége au niveau du point de jonction des deux valvules. Il existe même en ce point deux petites brides cicatricielles avec perforation de la valvule. Ces lésions sont certainement anciennes, car elles n'ont pas la coloration rosée que nous avons signalée sur les autres points, et parce qu'on trouve au toucher un épaississement notable. — La valvule tricuspide présente deux ou trois petites nodosités, vestiges d'endocardite ancienne. — La valvule mitrale, en entonnoir, d'un aspect blanc, fibro-cartilagineuse, très résistante, circoncrit un orifice dont les bords n'ont aucune tendance à se rapprocher; l'insuffisance est très marquée. Deux végétations anciennes, l'une grosse, l'autre petite, sont situées aux extrémités droite et gauche du bord libre de la valvule.

Poumons. Adhérences pleurales anciennes : le tissu pulmonaire est dur, sclérosé, de couleur terre de Sienne, il présente au niveau de la base de nombreux noyaux d'anthracosis.

Le cerveau a été examiné avec grand soin. Rien aux méninges, ni à la surface extérieure de l'encéphale. On trouve dans la sylvienne gauche, au niveau de la troisième circonvolution frontale, un caillot récent, arrêté au point où cette artère se divise en trois branches. On a trouvé un autre caillot, récent aussi, dans la branche artérielle qui est destinée aux circonvolutions frontales. Il existe dans le corps strié, de chaque côté, deux foyers ocreux; l'un est situé à la partie postérieure du noyau lenticulaire gauche, il mesure à peu près cinq à six millimètres de diamètre : c'est une lésion ancienne : l'autre, de la grosseur d'un pois, occupe à droite à peu près le même siége, mais il intéresse quelques fibres de la capsule interne. Quelques gouttes d'eau, qu'on laisse tomber en cet endroit, décèlent un foyer de ramollissement circonscrit : c'est aussi une lésion ancienne.

Observation XXIV.

Insuffisance mitrale et aortique, troubles gravido-cardiaques, aggravation après l'accouchement, mort dix-huit jours après. (Thèse de M. Porak.)

La nommée Bernard, âgée de trente-huit ans, est entrée, le 9 mai, dans le service de M. Siredey.

Réglée à vingt ans, toujours régulièrement. Il y a trois ans, la malade, habitant un logement humide, eut une attaque de rhumatisme articulaire qui la força à garder le lit pendant quinze jours.

Six mois plus tard, nouvelle attaque de rhumatisme, la malade reste trois semaines au lit chez elle.

A la suite de ces deux attaques de rhumatisme, la malade a recouvré tout à fait la santé, elle ne se plaint pas de palpitations. Au mois de décembre 1878, elle accouche à terme d'un enfant bien constitué. La grossesse n'a été marquée par aucun trouble cardiaque. Couches normales.

Au mois d'août 1879, les règles n'arrivent point; deuxième grossesse.

Vers le mois de septembre, la malade devient de plus en plus fatiguée, elle a de la peine à faire son ménage. Elle pâlit de plus en plus sans maigrir beaucoup cependant. Vers cette même époque, ses jambes enflent. Elle a aussi des palpitations. Pas de métrorrhagie. Cet état persiste durant toute la grossesse.

A la fin de la grossesse, la malade est très affaiblie et très essoufflée.

Enfin, l'accouchement a lieu à terme le 25 avril 1880.

Le travail n'est point long. Le fœtus se présentait par le sommet, il était bien constitué et de bonne apparence.

La délivrance n'est suivie d'aucun accident. Pas de métrorrhagie.

A la suite de son accouchement, elle devient de plus en plus faible, les étouffements augmentent, la malade entre à l'hôpital le 9 mai 1880.

Etat actuel. — Les membres supérieurs et inférieurs sont légèrement œdématiés. Cette femme semble avoir cinquante ans au moins, et cependant elle n'a que trente-huit ans.

On a dû l'apporter à l'hôpital, et là, elle n'a pas la force de se mettre au lit. Orthopnée. Elle ne se plaint que de son extrême faiblesse et de son étouffement. Anorexie. Foie et rate volumineux. Pas d'albuminurie. Râles sous-crépitants et muqueux à la base des deux poumons. La pointe bat dans le sixième espace intercostal. A l'auscultation, on constate un souffle très rude au second temps et à la pointe. On trouve également un souffle au premier temps et à la base. De plus, M. Siredey croit, qu'à la base en même temps que le souffle, il perçoit un bruit de frottement.

Les jours suivants, la malade ne veut pas manger, aggravation des troubles cardiaques et mort le 13 mai.

Autopsie. — Cavité crânienne : — peu d'altérations dignes d'être indiquées en détail.

Cavité thoracique. — Adhérences pleurales et hydrothorax. Œdème pulmonaire.

Péricarde. — Feuillet pariétal tout à fait sain; feuillet viscéral : quelques fausses membranes, fines, blanches, en langue de chat.

Cœur. — Augmenté de volume dans sa totalité, peut-être un peu plus à gauche qu'à droite. Le tissu musculaire a une teinte grise. Les valvules sigmoïdes de l'artère pulmonaire sont saines et suffisantes. Celles de l'aorte sont épaissies, rigides; surtout au niveau de leur bord libre, l'une d'entre elles présente de petits orifices fenêtrés. Ses valvules sont insuffisantes. Les valvules tricuspides un peu épaissies au niveau de leur bord libre. Les valvules mitrales sont fortement épaissies, rétractées, fibreuses; les cordages sont rétractés aussi, quelques-uns sont réunis entre eux. Elles forment une espèce d'entonnoir dont les parois sont encore un peu souples. L'orifice mitral est insuffisant.

L'aorte ne présente rien d'anormal.

Le foie, volumineux, adhère en plusieurs points au diaphragme par des adhérences solides. La capsule de Glisson présente çà et là de petits points blanchâtres, mais la coupe indique que ce ne sont pas des tubercules. Son tissu est jaune, grisâtre, manifestement gras en quelques points, il présente l'aspect du foie muscade.

Pancréas, sain.

Rate, manifestement augmentée de volume.

Reins, certainement altérés.

Observation XXIV *bis*.

Grossesse, rétrécissement mitral, frémissement cataire présystolique, souffle diastolique, par M. Rendu, médecin des hôpitaux. (Thèse de M. Porak.)

Virginie Thomas, quarante et un ans, cartonnière, entrée à l'hôpital le 16 juillet, enceinte de huit mois et demi. Enceinte pour la onzième fois. Les autres grossesses assez pénibles, moins par les accidents immédiats que par les suites. Peu d'oppression habituelle, sauf à l'époque de ses grossesses.

On constate chez cette malade l'existence d'un cœur un peu gros, donnant à la palpation un frémissement cataire présystolique. A l'auscultation, on entend un rythme mitral type, avec dédoublement très net du deuxième bruit et un souffle diastolique. Du reste, grande régularité et lenteur des battements cardiaques.

Cette lésion paraît de date ancienne. Elle est peut-être consécutive à des grossesses répétées. attendu que cette femme n'a jamais eu de rhumatisme, ni d'affections susceptibles de donner de l'endocardite.

Pas de congestion ni d'engorgement pulmonaires. Foie assez gros, difficile à apprécier en raison de la grossesse.

Varices excessives des deux jambes, intéressant non pas seulement les petites veines, mais les capillaires du derme.

17 juillet. — Ce matin, respiration courte, extrêmement fréquente. Souffle peu prononcé, dédoublement très net.

La malade reste pendant trois semaines à l'hôpital, après quoi on l'envoie en convalescence au Vésinet.

Observation XXIV *ter*.

Insuffisance et peut-être rétrécissement de l'orifice aortique, trois grossesses sans accidents, par M. Budin. (Thèse de M. Porak.)

Lev..., vingt-trois ans, ménagère, est bipare, entrée dans le service de M. le professeur Depaul, le 13 avril 1880.

Pas d'antécédent héréditaires ; à 16 ans, elle a eu une attaque de rhumatisme articulaire généralisé. Depuis ce temps, elle a des palpitations, surtout lorsqu'elle monte les escaliers, ou à la suite d'émotions morales.

A vingt ans, elle est enceinte pour la première fois. Sa grossesse ne présente rien d'anormal, il n'y a pas d'exagération des troubles cardiaques. Accouchement prématuré de deux garçons jumeaux qui succombent peu de jours après leur naissance. Les couches sont normales.

A vingt-deux ans, deuxième grossesse. Grossesse normale ; accouchement à terme d'une fille assez chétive, mais qui est encore vivante actuellement. Couches normales.

Après ces deux accouchements antérieurs, les troubles cardiaques ne se manifestent que par des palpitations, lorsqu'elle se fatigue.

A vingt-trois ans, nouvelle grossesse. Pas d'accidents cardiaques. On reconnaît cependant un souffle doux, aspiratif, à la base, au deuxième temps ; le pouls est régulier, fort, bondissant.

Il existe bien certainement une insuffisance aortique. Le premier temps à la base est un peu soufflant. Accouchement à terme, d'après l'époque des dernières règles, d'une fille ne pesant que 2550 gr. Couches normales.

Observation XXV.

Grossesse, insuffisance aortique, pas d'accidents, par M. Bar. (Thèse de M. Porak.)

La nommée Renard, âgée de vingt-trois ans, est entrée à l'hôpital le 11 mars 1880.

Primipare, mal réglée d'habitude. Grossesse normale et à terme. L'accouchement a été normal.

Présentation O. I. D. P. Rotation spontanée sur la tête.

Délivrance normale.

Cette malade a eu un rhumatisme généralisé à l'âge de dix ans ; depuis cette époque, elle n'a cessé d'avoir des palpitations, et assez souvent des étourdissements. L'année dernière, elle a été soignée pour son affection cardiaque chez M. Empis, à la Charité.

Insuffisance aortique non douteuse. Suites de couches normales.

CHAPITRE V

PROPHYLAXIE.

La première question qui se pose, est de savoir si, chez une jeune fille atteinte d'une maladie du cœur, le mariage peut être autorisé.

Sans doute, nous voyons des femmes, jeunes encore, mener à bien une et plusieurs grossesses, et encore faisons-nous les plus expresses réserves au sujet de l'innocuité de ces grossesses successives sur la marche future de l'affection cardiaque; sans doute, nous voyons telle lésion valvulaire supporter mieux que telle autre cette grave complication de la grossesse; mais les morts fréquentes qui surviennent, dans ces conditions, avant, pendant et après l'accouchement font un devoir au médecin consulté de déconseiller dans ce cas le mariage, et toute grossesse ultérieure si c'est une femme mariée.

L'allaitement entretenant les mauvaises conditions où se trouve le cœur pendant la grossesse, le médecin doit également le déconseiller.

Enfin, la femme étant prédisposée, et par le fait de la grossesse et par le fait de la lésion cardiaque à contracter des affections pulmonaires, le médecin doit, avant toute manifestation morbide, la mettre en garde contre toutes les causes déterminantes de ce genre d'accidents, et lui recommander le repos du corps et de l'esprit.

TRAITEMENT MÉDICAL

Spiegelberg repousse absolument l'emploi de la digitale. Quant à nous, nous pensons qu'il n'est bon d'administrer la digitale que lorsque la grossesse étant peu avancée les accidents ne se traduisent encore du côté du cœur que par des palpitations; nous savons en effet, et le fait est cliniquement démontré, que la digitale, à dose modérée, calme les palpitations, dépendant d'une lésion cardiaque. Nous la proscrivons quant au reste, car elle augmente, surtout à dose forte, la tension artérielle. Nous voyons d'ailleurs dans nos observations que les médecins qui ont eu recours à ce médicament, ne s'en sont pas bien trouvé; les accidents ont poursuivi leur marche ascendante.

La saignée au contraire, non seulement diminue cette tension artérielle, mais diminue les phénomènes congestifs du côté des poumons et du cerveau. Tous les auteurs s'accordent d'ailleurs à la préconiser. On sait combien M. le professeur Peter a eu à se flatter de son emploi, et nous voyons que toutes les fois que dans nos observations on l'a pratiqué, elle a sinon toujours été salutaire d'une manière absolue, du moins elle a considérablement amendé les accidents.

Il est inutile d'ajouter que chaque accident particulier apportera son indication thérapeutique et devra être combattu par les moyens appropriés.

L'opinion généralement admise jusqu'ici, c'est que les maladies du cœur sont une contre-indication à l'anhestésie chirurgicale, bien que M. Lucas-Championnière n'hésite pas à chloroformiser les cardiopathes qu'il doit opérer et qu'il assure s'en bien trouver.

Peut-on employer le chloroforme lorsque la femme en travail présente, sous l'influence des efforts expulsifs, une aggravation des troubles cardiaques?

Magdonald n'hésite pas à répondre affirmativement à pareille question. Après l'avoir employé avec prudence, il en est arrivé à l'administrer hardiment et s'en est bien trouvé. Il affirme qu'il n'a jamais eu qu'à s'en féliciter et que sous son influence les accidents inquiétants se sont amendés. Son exemple sera sans doute suivi soit en France, soit à l'étranger et peut-être que plus tard on reviendra d'une prévention que jusque là nous devons partager. En tout cas, si nous l'employons jamais, ce sera avec la plus grande circonspection.

CHAPITRE VI

TRAITEMENT OBSTÉTRICAL.

La femme ne présentant pas de troubles graves, nous pensons qu'il n'y a rien à faire, malgré l'opinion de M. Duroziez qui « pense que chez toute femme atteinte de maladie grave du cœur, n'y eût-il pas de symptômes généraux, l'accouchement provoqué à sept mois et demi doit se dresser devant la responsabilité du médecin qui ne peut se dérober à ce grave moyen que par des soins exceptionnels donnés à la femme qui peut mourir subitement, sans doute exceptionnellement, mais c'est là une exception effrayante. » Toujours, d'après M. Duroziez, la discussion serait même autorisée sur l'avortement provoqué, si la femme a un ou plusieurs enfants pour constituer la famille.

Nous pensons que le médecin n'a pas à intervenir et qu'il doit seulement surveiller et prévenir les accidents par un traitement prophylactique approprié.

La femme présentant, au contraire, des phénomènes inquiétants, nous allons indiquer la conduite à tenir, suivant que le travail n'est pas déclaré ou qu'il est au contraire déclaré.

Dans le premier cas, se pose la double indication de l'accouchement prématuré artificiel et de l'avortement provoqué.

Accouchement prématuré artificiel. — Dès le jour où l'attention médicale a été fixée sur les accidents gravido-cardiaques, on a été dans la nécessité de discuter les indications de l'accouchement prématuré artificiel ainsi que de l'avortement provoqué.

D'abord pratiqué par quelques médecins qui, se trouvant en face de terribles accidents, ont eu le courage d'obéir à leur sagacité, autorisé par quelques auteurs, entr'autres P. Dubois et M. le professeur Pajot, les inspirateurs de la thèse de M. Dehous, puis par Jacquemier et Cazeaux, l'accouchement prématuré artificiel a fini par vaincre presque toutes les résistances du monde médical. Lölhein en Allemagne, Magdonald en Angleterre, qui ne l'autorise que dans le cas de distension exagérée de l'utérus, résistent encore à ce courant d'opinion. Mais Christoforis Malachia, qui d'ailleurs a été suivi par la plupart des médecins italiens, s'en déclare partisan dès 1863, pour sauver la mère; l'enfant succombant d'ailleurs dans presque tous les cas.

Chez nous, nous voyons en 1875, M. le professeur Peter regretter vivement de n'avoir pas provoqué l'accouchement prématuré chez une femme qui fut atteinte d'accidents gravido-cardiaques rapidement mortels entre le septième et le huitième mois d'une grossesse gémellaire. C'était là, en effet, une indication précise, et nous sommes d'avis qu'en pareil cas il ne faut pas, pour pratiquer l'accouchement prématuré, attendre que les premiers accidents se soient aggravés.

N'oublions pas que l'avortement ou l'accouchement prématuré spontané constituent le plus souvent une double délivrance utérine et cardiaque, selon l'heureuse expression du professeur Peter, et qu'ils sont souvent les seuls remèdes naturels de ces terribles accidents. M. le professeur Peter ajoute qu'il ne faut se laisser arrêter, comme il l'a été dans le cas qu'il cite, ni par l'anémie ni par la crainte de l'hémorrhagie de la délivrance.

D'un autre côté, notre étude sur les mauvaises conditions de viabilité du fœtus nous a montré que l'enfant est le plus souvent sacrifié, même sans l'intervention du médecin. Dans tous les cas, quand il s'agira d'accidents pulmonaires, et ce sont certainement ceux qui indiquent le plus souvent la provocation de l'accouchement prématuré, l'état asphyxique de la mère, pour peu qu'il dure depuis longtemps, aura par contrecoup amené l'état asphyxique de l'enfant. La question est donc peut-être plus facile encore à résoudre pour l'enfant que pour la mère : la mère a tout à gagner à la séparation et l'enfant n'a presque rien à perdre ; et si celui-ci possède encore quelques conditions de viabilité, il est urgent, pour les sauvegarder, de provoquer l'accouchement prématuré.

De toutes les affections chroniques de la femme enceinte, les maladies du cœur seraient en réalité celles qui donneraient lieu le plus souvent à l'accouchement provoqué si la nature ne prenait les devants ; nous avons vu, en effet, précédemment combien les fausses couches et les accouchements prématurés sont fréquents chez les femmes cardiopathes.

Ce ne sera pas le pronostic plus ou moins défavorable tiré de la lésion valvulaire, mais bien les accidents, et avant tout les accidents pulmonaires, l'allure rapide de leur marche, leur gravité, qui devront nous guider dans notre détermination.

Nous pouvons, aujourd'hui, sans témérité, appliquer, avec lui, aux accidents gravido-cardiaques la formule générale que M. de Soyre a donnée dans sa thèse d'agrégation de 1875 : « Toutes les fois que dans le cours d'une grossesse la mère est prise d'accidents graves qui menacent sa santé, si l'enfant a dépassé le terme de sept mois ou mieux de sept mois et demi, l'accoucheur est autorisé à pratiquer l'accouchement prématuré artificiel. »

Nous possédons sept observations d'accouchement prématuré artificiel, dont une, celle de M. Tarnier, jusqu'ici inédite.

Nous comptons trois succès et quatre insuccès pour la mère, et, également, trois succès et quatre insuccès pour l'enfant.

Une fois, dans l'observation d'Aran, l'enfant était déjà mort depuis quelque temps.

Nous croyons que c'est déjà un excellent résultat; et notre conviction profonde c'est que plus l'accouchement prématuré artificiel entrera franchement dans la pratique et plus les succès deviendront nombreux aussi bien pour la mère que pour l'enfant, car, moins hésitants et plus éclairés, les accoucheurs se détermineront à provoquer plus vite le travail. Jusqu'ici, en effet, on a trop considéré, selon nous, l'accouchement prématuré artificiel comme l'ultime remède auquel on n'a recours qu'en désespoir de cause, et alors que le plus souvent la vie de la mère, comme celle de l'enfant, est déjà compromise.

Si nous considérons les cas de succès que nous avons à enregistrer, nous voyons qu'ils sont dus surtout à la rapidité d'initiative et d'action de l'accoucheur; et nous croyons devoir regretter, dans les cas suivis d'insuccès, que l'accouchement n'aît pas été provoqué plus tôt. A trop attendre, on perd les avantages de la provocation de l'accouchement.

« Les faits cliniques, dit Jacquemier, qui justifient cette provocation sont de deux sortes : ceux déjà assez nombreux, où un accouchement prématuré accidentel est venu fortuitement soustraire la malade au danger qui menaçait son existence, et ceux encore peu nombreux où une provocation artificielle opportune a eu un résultat tout aussi heureux. » Cette proposition ne s'applique-t-elle pas entièrement aux accidents gravido-cardiaques? Les observations et les succès sont d'ailleurs devenus plus nombreux depuis; et pour nous ils justifient l'intervention obstétricale.

Pour fixer et traduire l'état d'esprit dans lequel nous laisse cette étude, nous donnerons les conclusions suivantes qui sont le résultat de notre ferme conviction.

Chaque fois que nous aurons diagnostiqué une grossesse gémellaire, et que les accidents gravido-cardiaques seront devenus périlleux dès le septième ou huitième mois, n'hésitons pas à provoquer l'accouchement prématuré artificiel. Attendre plus longtemps serait compromettre sûrement la vie de la femme. Les deux fœtus ont dans ce cas peu de chances de vie, et dans tous les cas l'attente les compromettrait probablement davantage. L'indication serait la même dans toute autre cause de distension exagérée de l'utérus.

Si le fœtus est mort, et que les accidents gravido-cardiaques soient relativement légers et peu inquiétants, nous croyons qu'il faut attendre : l'accouchement se fera tout seul dans un délai plus ou moins long. Si, au contraire, le traitement médical paraît être devenu impuissant à enrayer des accidents graves, il faut se hâter de provoquer le travail, car celui-ci pourrait bien par trop se faire attendre.

Enfin, si le fœtus est vivant, toutes les fois que des troubles pulmonaires ou asystoliques graves, continueront leur marche ascendante, malgré toute l'énergie du traitement médical, nous croyons que le médecin devra appeler à lui tout son courage et prendre une détermination réfléchie sans doute, mais sans perdre trop de temps précieux dans des hésitations que nous comprenons quand pareille responsabilité médicale est mise en jeu, mais qui sont trop souvent pernicieuses pour la mère et pour l'enfant.

N'oublions jamais, et ceci se rapporte à toute intervention obstétricale, de ne prendre une détermination quelconque qu'après nous être entourés, autant que possible, de confrères éclairés.

Observation XXVI.

Maladie du cœur, asphyxie par l'écume bronchique chez une femme enceinte, accouchement prématuré artificiel. Aran. (Colnenne, thèse de Paris 1872.)

Une femme de 37 ans, casquetière, la nommée Deltheil (Catherine), était entrée à l'hôpital Saint-Antoine, dans le service de Aran, le 5 juin, salle Sainte-Thérèse, lit n° 21, pour une gêne de la respiration qui, depuis trois mois, l'empêchait de se livrer à aucun travail suivi. Cette femme était enceinte pour la quatrième fois et de six mois environ. Les trois premiers mois de sa grossesse s'étaient parfaitement bien passés ; mais, depuis trois mois, elle avait été prise de palpitations et d'étouffements ; elle avait eu, dans le courant du quatrième mois, deux crachements de sang. Enfin, trois semaines avant son entrée à l'hôpital, elle avait été prise, au milieu de la nuit, d'un accès de suffocation très violent, dans lequel elle avait rendu une grande quantité d'écume bronchique, et qui avait duré une heure et demie.

Ce n'était, du reste, pas la première fois que des accidents analogues s'étaient montrés chez cette femme. Dans sa première grossesse, en 1847, elle avait éprouvé une oppression qui l'arrêtait quelquefois tout à coup au milieu de ses occupations et qui, la nuit, l'obligeait à rester assise dans son lit ; elle avait fait une fausse couche à six mois et demi. La seconde grossesse avait été accompagnée de vomissements répétés, et plus tard, il était survenu des accès de suffocation qui se révélaient chaque fois que la malade voulait se livrer à la marche ou à tout autre exercice violent ; seconde fausse couche à huit mois. Enfin, si à sa troisième grossesse, la malade était arrivée à terme, ce n'avait pas été sans accidents ; les vomissements s'étaient prolongés pendant 3 mois, mais la suffocation avait été moindre et les accès de dyspnée plus rares.

Cette femme avait eu d'autres maladies : une bronchite capillaire, une pneumonie, un rhumatisme articulaire, le choléra. Naturellement gênée de la respiration, elle avait été traitée pour une maladie du cœur, aussi sa constitution portait-elle l'empreinte d'une grande détériotation.

Elle était très amaigrie, son teint était jaunâtre, et les pommettes couvertes d'arborisations vasculaires très fines ; la respiration était assez gênée, les battements du cœur précipités et les bruits voilés par des râles sibilants et sonores. Néanmoins rien dans l'état de cette femme ne semblait indiquer l'invasion d'accidents aussi graves que ceux qui devaient se montrer le lendemain matin.

Tout d'un coup, elle fut prise d'anxiété respiratoire accompagnée de sécrétion de mucus écumeux dans les bronches, et, en une heure, elle remplit six énormes crachoirs d'une écume rougeâtre et sanglante. Bientôt à la toux quinteuse et saccadée qui amenait l'évacuation de ce mucus, succédèrent des symptômes d'asphyxie, et, à la visite du matin, une heure après les débuts des accidents, M. Aran la trouva assise sur son lit, la tête fortement relevée par des oreillers, la face et les extrémités froides et cyanosées, la respiration haute et précipitée, le pouls misérable et presque insensible ; une écume sanglante s'écoulait incessamment par l'une des commissures labiales, par une espèce de regurgitation et presque sans aucun effort de la malade. Les sinapismes et les manuluves avaient été employés sans succès ; la sœur et les assistants la regardaient comme morte ; la malade elle-même demandait d'une voix éteinte qu'on la laissât mourir, tant elle souffrait de son anxiété respiratoire.

Par une inspiration heureuse, M. Aran songea au marteau de Mayor et fit quinze brûlures sur la poitrine, à la région épigastrique et le long des attaches du diaphragme. La malade parut se réveiller, elle ouvrit de grands yeux étonnés ; le pouls redevint plus fort et la régurgitation sembla plus active. Une dose d'ipéca et de tartre stibié (1 gr. 50 de l'un et 10 centigr. de l'autre), une potion vomitive de sulfate de cuivre (sirop d'ipéca, 150 grammes, poudre d'ipéca, 4 grammes, sulfate de cuivre, 1 gramme), furent administrées dans les premières heures qui suivirent cette opération. Une seconde application des marteaux fut faite par l'interne du service quatre heures après, et quinze brûlures furent pratiquées ainsi sur la partie antérieure et postérieure de la poitrine. Nouvelle application du marteau et treize brûlures quatre heures après la seconde. Chacune de ces applications fut suivie d'une amélioration marquée, néanmoins ce fut seulement à partir du moment où la malade eut rendu par le vomissement une grande quantité de mucus écumeux, à dix heures du soir, qu'elle fut véritablement hors de danger.

La nuit fut calme et la malade du prendre un peu de repos ; aussi, le lendemain, était-elle dans un état bien différent de celui de la veille ; la face était naturelle, la peau chaude, le pouls relevé, l'oppression médiocre. Cependant comme il restait dans la poitrine des râles en abondance, M. Aran crut devoir prescrire un éméto-cathartique et un lavement purgatif. Ces moyens débarrassèrent les bronches, et le 9 juin, la respiration était libre, il ne restait plus de râles. Malheureusement, les jours suivants, la sécrétion se reproduisit et, malgré les votimifs, les râles ne disparurent jamais que pour un jour ou deux, de sorte que la malade fut bientôt reprise de gêne respiratoire et obligée de rester assise sur le bord de son lit pour pouvoir respirer et surtout pour pouvoir dormir.

Le 13 juin, cette femme annonça à M. Aran que depuis quatre jours elle ne sentait plus remuer son enfant, et l'auscultation vint confirmer l'assertion de la malade. Dès ce moment, M. Aran songea à la nécessité de l'accouchement provoqué; seulement il crut devoir attendre les efforts de la nature, tant que l'etat de la malade n'inspirerait pas de craintes plus sérieuses. Cette circonstance lui parut se présenter le 22 juin. Dans la nuit précédente la malade avait été très agitée, avait beaucoup toussé et expectoré des mucosités en grande abondance; la respiration était précipitée, la poitrine remplie de râles, les membres inférieurs et la vulve fortement œdématiés.

Après s'être bien assuré que le fœtus était mort, M. Aran introduisit dans le vagin, en la guidant sur le doigt index de la main gauche une sonde utérine ordinaire. Le col était ramolli et entr'ouvert ; aussi la pénétration de la sonde ne rencontra-t-elle aucune difficulté, et ne produisit-elle aucune douleur. M. Aran la fit pénétrer jusqu'à la couche qui indique la profondeur de la cavité utérine et la retira après une ou deux minutes sans aucune autre manœuvre; elle était tâchée de sang. Néanmoins, il ne survint, ni écoulement sanguin, ni écoulement aqueux, et les petites douleurs qui s'étaient montrées un quart d'heure ou une demi-heure après l'opération avaient disparu dans l'après midi. La nuit fut très bonne, et le 23, rien n'annonçait que le travail fût sur le point de s'établir. M. Aran commençait donc à regretter de n'avoir pas fait un décollement plus étendu ou de n'avoir pas ponctionné les membranes ; mais dans la soirée vers dix heures, après une journée assez inquiète et assez agitée, les douleurs s'établirent, d'abord sourdes, puis de plus en plus vives et, à une heure du matin, la malade avait avorté d'un fœtus bien développé, mais dont la coloration rouge brunâtre, et le décollement de l'épiderme en beaucoup de points ne pouvaient laisser de doutes sur la mort déjà ancienne.

Dès que l'utérus fut débarrassé des produits de la conception, la malade se trouva soulagée et elle put dormir deux heures, couchée sur le dos. Néanmoins le lendemain elle avait repris sa position assise sur le bord de son lit. A la visite du matin, le 24 juin, elle se trouva très fatiguée, mais l'essoufflement étai, moindre, la face plus calme et il y avait un mieux très sensible. Le 25, cet état de calme se maintenait et la malade commençait à avoir de l'appétit. Le sommeil reparaissait et la gêne de la respiration était beaucoup moindre.

Tout devait faire espérer, par conséquent, que la malade ne tarderait pas à entrer en convalescence, après avoir échappé deux fois aux accidents les plus graves, quand, dans la journée du 26, une congestion pulmonaire, plus brusque et plus intense, l'emporta en quelques heures.

Observation XXVII.

Accouchement provoqué à sept mois et demi pour une maladie du cœur, compliquée des plus graves accidents, succès pour la mère et pour l'enfant, par le docteur Ch. Dubreuilh, de Bordeaux. (*Union médicale*, 21 février 1854.)

« Mme D., âgée de 32 ans, a toujours été bien réglée. Mariée à 23 ans, elle a deux grossesses qui ne présentent rien d'anormal. Après son second accouchement, à 25 ans, elle a une hémorrhagie très forte, et depuis ce moment reste très pâle. Depuis deux ans, Mme D... éprouve des palpitations si violentes qu'elles produisent parfois des syncopes. Le 10 mai 1853, la menstruation se fait pour la dernière fois. A la fin du mois d'août, la physionomie est triste, la peau d'une blancheur jaunâtre, le corps amaigri, le pouls petit à quatre-vingts, l'appétit presque nul, la digestion laborieuse; les potages seuls ne sont pas vomis; l'oppression et la dyspnée empêchent le sommeil. La malade tousse surtout le matin et rend des crachats sanguinolents, quelquefois du sang pur. Le soir elle a plus de chaleur à la peau et elle transpire le matin.

Les palpitations ont considérablement augmenté et produisent plus souvent des syncopes assez longues.

L'auscultation de la région précordiale donne les signes évidents d'une hypertrophie du cœur; celle des organes respiratoires démontre de la matité sur les parties antérieures et sous-claviculaires. On constate des râles muqueux et crépitants pendant l'inspiration. Il n'y a ni œdème ni diarrhée.

Au mois de septembre, l'oppression augmente encore; la toux est incessante. Le 3 décembre, Mme D..., enceinte de six mois et demi, est prise d'une céphalalgie très violente pendant trois jours. Les vomissements, les selles, les syncopes se répètent, la malade ne se se lève plus. Le 10 décembre, la face est bouffie, les pieds et les jambes, les mains et les poignets sont très enflés, les urines très albumineuses. Les membres et la face sont agités par des mouvements nerveux. Le 1er janvier, la malade est beaucoup plus oppressée, se tient assise dans son fauteuil et vomit continuellement. Céphalalgie frontale très vive, pouls à 130, déprimé; peau brûlante, puis froide, extrémités inférieures très enflées, léger délire.

Le docteur Dubreuilh provoque l'accouchement le 6 janvier et retire par la version un enfant vivant. Immédiatement apres la déplétion une syncope fait craindre la mort; la perte est modérée. Le 7, légers mouvements convulsifs, pouls plus fort à 125, dyspnée beaucoup moindre, la toux cesse.

Le 8, vomissements et frissons; ballonnement du ventre. Le 10, Mme D... peut dormir complètement étendue. Depuis six jours tous les accidents se dissipent. Le 26, la malade peut être portée sur un fauteuil, la digestion est bonne, le pouls à 80, le sommeil bon. Le 1er février Mme D... part à la campagne. Les battements de cœur et l'oppression persistent. »

Quelques détails de plus sur l'auscultation sont sans doute à regretter dans cette observation.

Observation XXVIII.

Insuffisance et rétrécissement de la mitrale, accouchement prématuré artificiel, mort de la mère et de l'enfant. (Communiquée par M. le docteur Lemaire, ancien chef de clinique). (Thèse de M. Porak.)

« J'ai été appelé, fin décembre 1855, pour donner des soins à Mme B..., âgée de 30 ans environ. Cette dame présentait les signes caractéristiques d'une affection organique du cœur : hypertrophie assez notable, insuffisance de la mitrale avec rétrécissement de l'orifice ; symptômes généraux complets. Je la vis de nouveau au mois de mars 1856 ; elle comptait six mois de grossesse et se plaignait d'une gêne considérable de la respiration ; la dypsnée alla toujours croissant jusqu'au milieu du mois d'avril, et la suffocation devint telle, qu'après m'être concerté avec M. le docteur Belin, il fut décidé qu'on aurait recours à l'accouchement prématuré artificiel au moyen d'injections. Le fœtus ne vécut qu'un quart d'heure au plus. L'accouchement eut lieu vers les 4 heures du soir. A dix heures, le visage était pâle, couvert d'une sueur froide, les traits profondément altérés. Le pouls extrêmement petit, disparaissait quelquefois pendant plusieurs secondes ; la faiblesse était extrême, les lipothymies se succédaient. La mort arriva vers les 4 heures du matin, sans agonie. »

Observation XXIX.

Lésion mitrale ancienne, dypsnée intense et vomissements incessants, accouchement prématuré artificiel. Thorens (Thèse de M. Porak.)

Femme atteinte de rhumatisme articulaire aigu, entre à l'hôpital avec une dypsnée intense et des mouvements incessants. Accouchement prématuré artificiel avec le dilatateur de M. Tarnier. Naissance d'un enfant cyanosé, qui meurt le lendemain ; après une courte amélioration, la mère succombe aussi le lendemain. L'autopsie permit de reconnaître de nombreux infarctus pulmonaires ; endocardite ancienne de l'orifice mitral sans poussée récente.

Observation XXX.

Accidents gravido-cardiaques, troubles pulmonaires, anasarque, asystolie, accouchement prématuré artificiel. Grassi. (Thèse dr M. Porak.)

Femme atteinte d'insuffisance mitrale et de rétrécissement aortique. Deux premières grossesses normales. Pendant la troisième grossesse (1865), rhumatisme articulaire aigu. Depuis ce temps, essoufflement lorsqu'elle se fatigue. Quatrième grossesse (1866). Vers le cinquième mois, palpitations, étouffements ; elle s'alite les deux derniers mois. Accouchement normal. Retour à la santé qu'elle avait auparavant. Cinquième grossesse (1876). Au troisième mois, réapparition des troubles pulmono-cardiaques qui s'aggravent rapidement ; au quatrième mois, orthopnée; d'abord œdème, puis vers le huitième mois, anasarque considérable (monstrueux), albuminurie très abondante. La malade entre à l'hôpital dans le neuvième mois de sa grossesse dans un état d'asystolie des plus graves. On se décida à faire l'accouchement prématuré artificiel. On extrait par la version un enfant asphyxié qui meurt 30 heures après sa naissance. Amélioration progressive de tous les symptômes. Son état était satisfaisant trois mois après ; elle avait repris ses occupations, lorsqu'elle mourut subitement. Pas d'autopsie.

Observation XXXI.

Lésion mitrale, accidents gravido-cardiaques, accouchement prématuré artificiel. Cohen. (Thèse de M. Porak.)

Femme atteinte de rhumatisme articulaire au huitième mois de sa grossesse ; dyspnée poussée jusqu'à l'orthopnée, puis jusqu'à l'apnée (?), souffle de lésion mitrale ; au commencement du neuvième mois de sa grossesse, introduction d'une bougie en gomme dans l'utérus pour provoquer l'accouchement. Dix heures après, il y avait à peine des douleurs, et les troubles pulmonaires étaient tout aussi graves. Injection de 375 grammes d'eau chaude dans l'utérus, à dix heures du soir ; le lendemain, à six heures, l'oppression était complètement disparue (?), le travail était manifestement commencé. Une nouvelle introduction de la sonde pendant quelques heures n'améliora pas les contractions. Le travail ne s'accentua que deux jours après. Succès pour la mère et pour l'enfant.

Observation XXXII.

Nous devons cette intéressante observation à la bienveillance de M. Tarnier, qui a bien voulu nous autoriser à la publier dans notre travail ; nous l'avons rédigée nous-même sur les renseignements qu'il nous a fournis.

Rétrécissement mitral, accidents gravido-cardiaques, accouchement prématuré artificiel à huit mois, mort de la mère pendant le travail, accouchement forcé, succès pour l'enfant. (Observation inédite.)

En 1873, M. Tarnier fut appelé auprès d'une dame qui était au sixième mois de sa grossesse. Affectée d'un rétrécissement mitral, elle était à ce moment sous le coup d'accidents pulmonaires et cardiaques inquiétants. La petite et la grande circulation étaient également gênées, l'œdème des extrémités et la cyanose considérables. Les soins qui furent prodigués à la malade prolongèrent la grossesse jusqu'à la viabilité du fœtus, à huit mois environ.

A ce moment les accidents dyspnéiques et orthopnéiques deviennent si violents, que M. Tarnier se décide à provoquer l'accouchement prématuré au moyen de son dilatateur. Le lendemain on appelait M. Tarnier en toute hâte ; la femme était morte quand il arriva, mais il s'était écoulé à peine quelques minutes. La dilatation était parfaite, et il y avait présentation de l'épaule. Il fut immédiatement procédé à la version, qui amena un enfant en état de mort apparente ; M. Tarnier réussit à le sauver par l'insufflation, et il est aujourd'hui encore vivant.

Avortement provoqué. — Les auteurs qui ont le plus fortement préconisé l'accouchement prématuré artificiel, deviennent très circonspects sur la question de l'avortement provoqué, et le repoussent d'une manière absolue ou ne consentent à ce qu'il soit pratiqué que lorsqu'il n'y a pas d'autre moyen de sauver la mère. M. Porak rend très bien l'état actuel des esprits quand il dit : « Il faudra être bien certain que les accidents dont la mère est atteinte ne peuvent pas être amendés autrement que par la terminaison de la grossesse. Mais lorsqu'on aura épuisé toutes les ressources de la thérapeutique, que les dangers deviendront tellement graves que l'existence de la mère et par conséquent celle de l'enfant sont compromises, il n'y a pas à hésiter : il faut recourir à l'avortement provoqué. »

S'il faut se défendre ici d'une trop grande hardiesse et agir avec la plus grande prudence, nous dirons aussi qu'il ne faut pas non plus, avant de s'y résoudre, laisser s'écouler de trop longs délais pouvant devenir pernicieux pour la mère.

La viabilité des enfants qu'on obtient par l'accouchement prématuré est au moins imparfaite, sinon absolument mauvaise; or, se croiser les bras et laisser courir de grands dangers à la mère pour atteindre un si mince résultat, nous paraît imprudent. De graves accidents mettent en péril deux existences; portons secours, sans hésitation, à celle des deux que nous aurons le plus de chances de sauvegarder; ne courons pas le risque, pour les sauver toutes deux, de n'en sauver aucune. La mère que nous sauverons pourra vivre longtemps encore, malgré son affection cardiaque, si surtout elle renonce désormais à être mère.

Nous n'avons que l'observation de deux avortements provoqués tous les deux à six mois, l'un par M. Cohen, l'autre par notre ami M. Fourestié, après des accès de suffocation redoutable. Dans les deux cas, les enfants étaient morts, et les deux mères se sont rapidement rétablies; celle de Cohen était encore un an après dans un état satisfaisant, et celle de M. Fourestié est encore aujourd'hui relativement bien portante et a renoncé à toute nouvelle maternité.

Si donc le fœtus est mort; les indications seront ici les mêmes que pour l'accouchement prématuré artificiel.

Si le fœtus est vivant, il faudra épuiser toutes les ressources du traitement médical, on aura le plus souvent ainsi l'avantage de prolonger la grossesse au moins jusqu'à la viabilité du fœtus, car, il faut bien le dire, dans les premiers mois de la grossesse les troubles maternels ne sont qu'exceptionnellement graves. Dans nos deux observations, l'indication de l'avortement provoqué ne s'est imposée en effet qu'au sixième mois de la grossesse, c'est-à-dire bien près de l'époque de viabilité fœtale.

Enfin, les ressources de la thérapeutique étant épuisées sans succès, les troubles maternels ne pouvant être enrayés d'une façon durable, comme d'ailleurs il est naturel que les accidents empirent avec les progrès de la grossesse, il ne faudra par hésiter. Sauvons la mère, puisqu'il en est encore temps.

Observation XXXIII.

Insuffisance mitrale, trois grossesses, avortement provoqué. (Communiquée par le docteur Fourestié, d'Agen.)

Mme Th..., âgée de trente-neuf ans, est d'une constitution pléthorique. Elle a eu des rhumatismes articulaires aigus et depuis lors elle accuse un léger essoufflement quand elle marche un peu vite ou qu'elle fait un travail pénible.

J'ai été appelé à lui donner mes soins au mois de mars 1878, et voici dans quelles circonstances : je ne connaissais pas Mme Th..., on vint me chercher en toute hâte en me disant qu'elle se mourait. J'arrive et je trouve cette malade renversée sur une chaise et soutenue par deux pessonnes. La figure était vultueuse; la respiration pénible et sifflante était devenue très superficielle; la poitrine était dilatée; la bouche laissait échapper une écume rosée. La malade était incapable de répondre à mes questions. Les personnes qui l'entouraient me racontèrent qu'elle était enceinte de sept mois environ et, qu'après son repas, elle avait été prise d'un accès de suffocation qui peu à peu l'avait mise dans cet état.

L'auscultation révélait dans toute la poitrine la présence de râles crépitants fins qui arrivaient à l'oreille par bouffées. Le pouls était petit, dur et fréquent. Les bruits pulmonaires rendaient impossible l'auscultation du cœur.

Je fis appliquer des sinapismes aux membres inférieurs et autour des poignets, et j'appliquai des ventouses scarifiées sur la partie postérieure du thorax.

Malgré cette médication la respiration ne se rétablissait pas, et la malade de plus en plus asphyxiée laissait tomber la tête sur ses épaules : elle avait perdu connaissance. Je pratiquai aussitôt une saignée de 500 grammes et j'en obtins immédiatement un bon résultat. La malade reprit connaissance, les lèvres reprirent leur teinte rosée, la respiration devint plus ample; je pus faire coucher la malade.

Le lendemain, je la retrouvai dans un état très satisfaisant;

la nuit avait été bonne et réparatrice. Je pus interroger la malade qui m'apprit qu'elle avait déjà fait une fausse couche de trois mois, et que cette seconde grossesse avait été marquée par des accès de suffocation plus fréquents et plus forts, depuis deux mois surtout. Elle avait pour cela consulté une sage-femme qui lui avait conseillé de respirer de l'éther quand elle étoufferait.

La malade avait de la fièvre et accusait un point de côté assez violent à gauche du thorax. Sur ce côté, je pus constater un peu de matité et des bouffées de râles crépitants fins.

Au cœur je constatai un bruit de souffle très net, ayant son maximum à la pointe et au premier temps, et se propageant le long de la ligne axillaire. A ces signes on ne pouvait que diagnostiquer une insuffisance mitrale.

Les bruits du cœur du fœtus étaient affaiblis. Les jambes étaient légèrement enflées. La malade accusait quelques douleurs dans le ventre. J'annonçai que, selon toute probabilité, l'accouchement ne se ferait pas attendre. Il eut lieu dans la nuit, trente-six heures environ après la crise. L'accouchement se fit sans accidents ; les suites des couches furent très naturelles. L'enfant vécut vingt-quatre heures.

Cependant la fièvre persistait, et nous en eûmes bientôt l'explication par la présence d'une pleurésie occupant les deux tiers inférieurs du côté gauche, côté où les râles avaient persisté et où le point de côté avait apparu. Cette pleurésie, traitée par les moyens ordinaires, disparut assez rapidement.

La malade, guérie, promit bien de venir me voir dès qu'elle serait enceinte de nouveau.

Ce qui fut dit fut fait, et, dans le courant du mois d'avril 1879, je revis la malade dans mon cabinet. Elle venait m'annoncer que ses règles, jusque-là très régulières, n'avaient pas reparu le mois dernier, et qu'elle se croyait enceinte d'un mois environ. Cette nouvelle, qui la comblait de joie, ne laissait pas de me donner quelque inquiétude. Je l'examinai de nouveau et constatai encore la présence d'un bruit de souffle à la pointe et au premier temps. La malade, très optimiste de sa nature, prétendait se porter à merveille et ne pas ressentir le moindre essoufflement.

Je lui conseillai de laisser les choses aller leur cours et de revenir me trouver quand elle éprouverait quelque gêne de la respiration.

Au mois de juin 1879, je revis Mme Th... ; l'essoufflement était, disait-elle, insignifiant, les jambes n'étaient pas enflées. L'urine ne contenait pas d'albumine. L'appétit était excellent. Je conseillai de tenir le ventre libre et je prescrivis de la digitale.

Dans le courant du mois de juillet, au quatrième mois environ de sa grossesse, la malade eut deux accès de suffocation assez violents pour qu'on me fit appeler en toute hâte. Ces deux petites crises n'étaient qu'une reproduction très affaiblie de la grande crise de l'an passé qui avait amené l'accouchement avant terme. Quelques sinapismes eurent raison de ces légers accès de suffocation.

Je renonçai à la digitale parce qu'elle me paraissait être sans effet. J'examinai de nouveau les urines qui ne contenaient pas d'albumine. Les jambes n'étaient pas enflées; je prescrivis néanmoins un litre de lait par jour, et un exercice modéré.

Dans la deuxième quinzaine du mois d'août, Mme Th... fut de nouveau reprise des terribles accidents qui, lors de sa precédente grossesse avaient mis ses jours en danger. Il fallut de nouueau avoir recours aux saignées abondantes et aux ventouses scarifiées. Nous étions à la fin du cinquième mois.

J'avais déjà saigné la malade trois fois dans la même semaine: au lendemain de chaque crise elle reprenait courage et ne désespérait pas, tant elle le désirait, de porter son enfant jusqu'à sept ou huit mois au moins. Pour moi, j'étais loin d'avoir la même confiance, et, après une quatrième crise plus violente qu'aucune de celles qui l'avaient précédée, je demandai à prendre l'avis d'un confrère. M. le Dr Goux fut appelé en consultation et put constater, comme moi, la présence d'une insuffisance, mitrale. En présence d'accidents aussi graves et aussi fréquents nous discutâmes ensemble la question de l'avortement.

A ce moment, l'urine de la malade contenait un peu d'albumine, mais la présence de cette albumine ne datait certainement que du jour où les attaques de congestion pulmonaire s'étaient multipliées et pouvait reconnaître pour cause l'état d'asphyxie dans lequel se trouvait la malade au moment de ses crises.

On entendait encore les bruits du cœur, mais les mouvements spontanés du fœtus s'étaient bien ralentis.

Cependant l'état général restait bon: après chaque crise la malade se rétablissait vite, et il ne lui restait que de la faiblesse occasionnée par des saignées si fréquemment répétées.

En présence de cet état général relativement satisfaisant, du désir si ardent que nous témoignait la malade de porter son enfant jusqu'à l'époque où il serait viable; en présence de la responsabilité toujours très grande qu'assume le médecin lorsqu'il se décide à sacrifier la vie d'un enfant, nous résolûmes d'en écrire à nos maîtres de Paris.

Mais une cinquième attaque, en moins de huit jours, survenue le soir même du jour où nous avions pris cette détermination nous obligea à hâter le dénouement. A la suite de cette cinquième attaque, les mouvements spontanés du fœtus avaient complétement disparu et nous n'entendions plus les bruits du cœur. La malade qui commençait à craindre pour ses jours, était résignée à faire le sacrifice de son enfant.

Nous décidâmes de provoquer l'avortement. Le col était mou et permettait l'introduction du doigt. A midi nous introduisîmes dans ce col aussi profondément que possible une éponge préparée qui fut maintenue en place à l'aide de quelques bourdonnets de charpie.

Vers les six heures du soir la malade éprouvait quelques douleurs.

Après m'être assuré que l'utérus entrait en contraction, je laissai les choses dans le même état, et, vers minuit, c'est-à-dire douze heures après l'introduction de l'éponge, l'accouchement se faisait dans les meilleures conditions.

Mme Th... s'est rétablie assez promptement. Les suites de couches n'ont été marquées par aucun accident anormal. L'albumine a disparu rapidement. Inutile de dire qu'aussitôt après l'accouchement les crises ont complètement cessé.

Depuis lors, j'ai revu souvent la malade qui, ayant renoncé à être mère, se porte assez bien malgré sa lésion cardiaque.

Observation XXXIV.

Insuffisance mitrale, accidents gravido-cardiaques, avortement provoqué. Cohen. (Thèse de M. Porak.)

Femme au sixième mois de sa seconde grossesse, atteinte depuis deux ans de mal de Bright, d'hypertrophie du cœur et d'insuffisance mitrale, est prise d'accès de suffocation redoutable. — Injections d'eau chaude dans l'utérus, amélioration et accouchement d'un enfant mort. La santé de la mère se rétablit et un an après elle est dans un état satisfaisant.

Le travail est déclaré, la femme présente des troubles graves de l'hématose et de la circulation, quelle doit être alors la conduite de l'accoucheur ?

Quand la dilatation du col est suffisante pour permettre le passage de l'enfant, l'indication est formelle, il faut terminer l'accouchement le plus vite possible, par le forceps si la tête est suffisamment engagée, par la version si elle est encore au détroit supérieur.

Robert Lee, dans un cas analogue fit la craniotomie. Il en donne pour raison que la tête était trop élevée bien qu'engagée, et qu'une application de forceps eût été de trop longue durée. Pour nous, nous nous demandons pourquoi l'accoucheur serait autorisé à porter le craniotome sur un enfant vivant, la vie de la mère étant déjà quelquefois singulièrement compromise.

Mais si les accidents, ce qui heureusement est rare, surviennent pendant la première période du travail, que devra-t-on faire ?

M. Magdonald a observé une amélioration notable des troubles gravido-cardiaques survenant pendant le travail sous l'influence d'inhalations de vapeurs de chloroforme. Nous n'hésiterions pas à l'employer, surtout après que M. Lucas Championnière a démontré que la chloroformisation des cardiopathes ne présente pas les graves inconvénients que l'on pensait autrefois.

Mais l'expectation étant devenue impossible, aussi bien dans l'intérêt de la mère que dans l'intérêt de l'enfant, nous pratiquerions la dilatation du col, de préférence avec le dilatateur de Barnes, puis la version.

Observation XXXV.

« Robert Lee. — Le 14 sept. 1832, dans la nuit, M. Narvey me fit appeler pour voir conjointement avec lui une femme en travail, qui était atteinte de la plus effrayante dyspnée. On la soutenait près d'une croisée ouverte, et elle respirait avec peine. La face était livide, les extrémités froides et œdémateuses. Le col de l'utérus était entièrement dilaté, et une partie de la tête était engagée dans le bord du pelvis. Les douleurs avaient cessé. M. Narvey m'informa que la malade avait une affection des valvules du cœur, et que des symptômes d'hydropisie s'étaient manifestés bientôt après qu'elle fût devenue enceinte. Quand le travail reparut et que la malade essaya de se coucher, la difficulté de la respiration augmenta, et au moment où la première partie du travail s'achevait, la dyspnée devint si grande que la malade paraissait en danger de mourir asphyxiée. Il était évident qu'elle n'aurait pas longtemps survécu sans être délivrée, et qu'elle n'avait pas la force d'expulser son enfant. Si la tête eût été plus bas dans le pelvis, il aurait été alors possible de terminer l'accouchement avec le forceps pendant qu'on soutenait la femme près d'une fenêtre ouverte. J'ouvris la tête et j'en fis l'extraction avec le craniotome-forceps. L'alarmante suffocation diminua peu à peu, et une année après la malade vivait et était dans son état ordinaire de santé. »

Dans ce cas, le travail prématuré aurait pu être provoqué avec avantage.

Observation XXXVI.

Verardini. — Le 27 juillet 1879, R. F..., trente-quatre ans, entré dans le service de M. Vérardini. Antécédents héréditaires nuls. La malade fut atteinte, entre autres maladies, de scarlatine pendant son enfance, de douleurs rhumatismales vagues pendant son adolescence; elle souffrit depuis de palpitations.

Menstruation régulière dès l'âge de onze ans. A quinze ans, pleuro-pneumonie droite.

Elle se maria à l'âge de vingt et un ans, et elle eut quatre enfants dans l'espace de treize ans.

Première grossesse à l'âge de vingt-deux ans ; dans les derniers mois palpitations, œdème des jambes ; d'ailleurs l'accouchement fut normal et les troubles disparurent ensuite.

Deuxième grossesse à l'âge de vingt-trois ans ; les mêmes troubles, sans aggravation, reparaissent dans les mêmes conditions. Accouchement normal et à terme. Amélioration pendant les couches.

Troisième grossesse à l'âge de vingt-sept ans. Sa santé avait été bonne dans l'intervalle. Mêmes troubles cardiaques. Accouchement à terme et normal. Elle allaite ses enfants après chacune de ses couches.

Quatrième grossesse à l'âge de trente-quatre ans. Dès les premiers mois, elle ressentit des palpitations, de la dyspnée, et pendant la nuit elle avait de l'orthopnée. Au cinquième mois, une saignée fut pratiquée sans succès, et le sixième mois, elle fut obligé de s'aliter à cause de douleurs vives dans les membres inférieurs et dans l'abdomen avec diarrhée abondante, et elle dut alors demander son admission à l'hôpital. On constata que la partie inférieure de ses jambes était œdématiée ; elle se plaignait de douleurs aux épaules, pas de fièvre. Les battements du cœur sont tumultueux et irréguliers. Les bruits du cœur étaient sourds, et il y avait un souffle au second temps et à la base ; le cœur était hypertrophié (pointe du cœur déviée à gauche et choc dans le sixième espace intercostal, la matité précordiale était exagérée). Il s'agissait donc d'une insuffisance aortique. Malgré un traitement approprié, les accidents s'aggravent, la dyspnée augmente, l'œdème s'étend ; il y eut un anasarque des plus prononcés ; les membres en avaient perdu leur forme. La malade était dans un état de dypsnée et dans une hébétude semi-comateuse, faisant supposer qu'elle était atteinte d'œdème cérébral. Il y avait du pus dans l'urine. L'aggravation fut telle que la mort était imminente et les battements du cœur fœtal devenaient de moins en moins forts.

Verardini se proposa alors de faire la dilatation forcée du col ; il y arriva en introduisant deux, jusqu'à trois doigts dans le canal cervical. Cette opération provoqua le travail ; mais les contractions utérines étaient cependant faibles. Elles devinrent plus énergiques à la suite d'une douche d'eau chaude dans le cul-de-sac vaginal. Alors le travail se fit plus rapidement, et l'accouchement se termina par l'expulsion d'un fœtus vivant qui put être allaité et qui survécut. L'enfant pesait 3000 gr. Le lendemain de cette opération, il y eut une amélioration de la dyspnée, l'appétit revient, l'œdème avait un peu diminué aux parties génitales et à l'abdomen. Il n'y eut pas de sécrétion lactée ; les urines, qui étaient peu abondantes auparavant, augmentèrent en quantité. Les jours suivants, la malade était encore hébétée, indifférente à ce qui l'entourait et même à la santé de son enfant ; elle ne reconnaissait pas son mari. Mais cet état s'améliora par la suite. Elle commença même à se lever au vingtième jour de ses couches, et un mois et demi après son accouchement, elle put quitter l'hôpital tout à fait guérie : l'œdème avait complètement disparu.

Observation XXXVII.

Amato. — Accouchement forcé d'une femme enceinte de sept mois, atteinte d'une grave affection du cœur : incisions sur le col et application de forceps ; enfant meurt une heure après sa naissance, et la femme six jours après.

Observation XXXVIII.

Guelmi, 1855. — Accouchement forcé. Succès pour la mère. Enfant vivant, suites non indiquées.

Observation XXXIX.

Belluzzi, 1866. — Accouchement forcé d'une femme considérée comme agonisante, qui ne succombe que trois mois après ; état de l'enfant non indiqué.

Observation XL.

Ahlfeld. — Femme à terme, en travail, présentant des attaques probablement éclamptiques. L'orifice du col est dilaté de deux à trois centimètres. Dilatation digitale forcée, application du forceps, extraction d'un enfant macéré, mort depuis huit jours à peu près. Mort de la mère le jour même. A l'autopsie, on constate une endocardite récente, avec des granulations du volume d'un grain de millet, hémorrhagie méningée.

Nous avons enfin à discuter quelle doit être la conduite du médecin lorsque la femme est morte.

Une fois la certitude de la mort bien acquise, comme il ne s'agit plus que de sauver l'enfant, le procédé le plus rapide et le moins dangereux pour l'enfant sera le meilleur.

Nous possédons trois observations d'opération césarienne et trois observations d'accouchement forcé.

Opération césarienne.

Obs. XLI. Campbell, 1849. — Mort subite, pendant qu'elle travaillait, à huit mois et demi de grossesse, d'une femme atteinte de persistance du trou de Botal. — Opération césarienne. Succès pour l'enfant.

Obs. XLII. Campbell, 1849. — Femme de vingt-huit ans atteinte d'affection organique du cœur, avec des troubles graves de la respiration et œdème des membres vers le huitième mois, accidents qui s'aggravèrent et occasionnèrent la mort de la mère, après un quart d'heure d'agonie. L'opération césarienne fut faite, mais l'enfant était mort.

Obs. XLIII. Buhl et Hecker. — Femme de vingt-quatre ans, atteinte de rétrécissement mitral présente, dans le cours du neuvième mois de sa grossesse, des accidents pulmonaires graves, déterminant un état asphyxique des plus prononcés, auquel elle succombe. A peine deux minutes après le dernier soupir, on fait l'opération césarienne, rendu un peu difficile par la flaccidité de l'utérus. Il n'y eut d'ailleurs pas d'obstacle à l'extraction d'un fœtus de trente-trois à trente-quatre semaines qui ne donnait aucun signe de vie, mais qui était mort depuis peu de temps.

Accouchement forcé.

Obs. XLIV. Capuri, 1861. — Femme morte au sixième mois de sa grossesse, à la suite d'endocardite avec insuffisance aortique. On pratique l'accouchement forcé, immédiatement après la mort de la mère, on extrait par la version un enfant moribond qui succombe bientôt.

Obs. XLV. Belluzzi. — Femme morte au septième mois de sa grossesse; cardiopathe. On fait la version, après avoir pratiqué des incisions sur le col. Une heure après la mort de la mère, on extrait un enfant mort.

Obs. XLVI. Tarnier, 1873. — Femme morte au huitième mois de sa grossesse. Rétrécissemeut mitral. Elle venait de mourir pendant la provocation du travail, lorsque, l'enfant se présentant par l'épaule, M. Tarnier procéda à la version et amena un enfant en état de mort apparente. Succès pour l'enfant qui fut ramené à la vie par l'insufflation et qui est aujourd'hui bien portant.

L'opération césarienne pratiquée trois fois, ne l'a donc été qu'une seule fois avec succès, et encore il s'agissait d'un cas de persistance du trou de Botal, lésion très rare et que nous n'avons pas cru devoir faire rentrer dans le cadre de notre travail. Mais comme la mère, morte subitement à huit mois et demi de grossesse, présentait depuis quelque temps des troubles pulmonaires et de la cyanose des extrémités supérieures, et que par conséquent cet état avait dû retentir sur la santé de l'enfant, nous retenons ce succès comme un encouragement et une indication formelle de pratiquer l'opération césarienne.

Quant à l'accouchement forcé, il nous paraît avoir été pratiqué jusqu'ici dans de meilleures conditions.

Sans doute, nous n'avons qu'un seul succès et il est à l'actif de M. Tarnier; mais la femme de Capuri était morte à six mois de grossesse et par cela même la viabilité du fœtus était bien imparfaite, et encore celui-ci a-t-il été extrait vivant par la version, immédiatement après la mort de la mère, et n'est-il mort que quelques instants après.

Quant à Belluzzi, il n'a pu intervenir qu'une heure après la mort de la mère, ce qui était sans doute trop tard.

C'est donc un succès complet et un succès relatif que nous avons à mettre au compte de l'accouchement forcé.

Mais a quelque procédé qu'on ait recours, il est bien certain qu'on aura d'autant plus de chances de ramener un enfant vivant et dans de bonnes conditions de viabilité que la mère sera morte depuis moins de temps, que les accidents auront eu une durée plus courte et auront moins intéressé la petite et la grande circulation.

Quoi qu'il en soit, possédant un succès de plus à l'actif de l'accouchement post mortem, nous n'avons plus de raisons pour partager le pessimisme par trop absolu qu'il inspirait jusqu'ici.

Il est d'ailleurs du devoir du médecin de tenter de sauver l'enfant, et de le tenter quelque temps qu'il se soit écoulé depuis la mort de la mère.

« L'opération césarienne, comme l'accouchement forcé, ayant pour but de sauver la vie de l'enfant, il est inutile de l'entreprendre avant sa viabilité, c'est-à-dire avant la fin du sixième mois; l'opération qu'on pratiquerait avant ce terme n'aurait pour résultat que de satisfaire l'intérêt religieux. On devra se hâter le plus possible, parce que quelques minutes suffisent en général pour que la mort de l'enfant soit consommée (Tarnier, note du Traité de Cazeaux). »

L'application du forceps est rigoureusement indiquée lorsque la tête du fœtus est déjà plongée dans l'excavation. « L'opération césarienne rendrait alors, en effet, son extraction assez difficile, si ce n'est pas complètement impossible; plusieurs faits ont prouvé l'impuissance des tractions pratiquées sur le tronc du fœtus à travers l'incision abdominale (Cazeaux). »

« L'opération césarienne a, sans contredit, une prééminence considérable par la facilité, la promptitude de son exécution et parce qu'elle respecte l'enfant, auquel elle ne porte pas la plus légère atteinte; tandis que dans l'accouchement forcé les manœuvres pour préparer les voies font perdre un temps précieux, et les violences exercées sur l'enfant par la version ou la compression et traction par le forceps peuvent ou le tuer ou éteindre l'étincelle de la vie qui l'anime encore (Perrin, Rapport publié en 1864). »

Si l'on extrait un enfant en état de mort apparente, l'exemple de M. Tarnier est là pour nous indiquer la conduite à suivre.

Nous renvoyons d'ailleurs le lecteur aux conseils, touchant la pratique de l'insufflation, que M. le professeur Depaul a donnés et dont on trouve l'analyse dans le Traité de Cazeaux.

Il faut faire dix à douze insufflations par minute. Le temps pendant lequel ou doit insister sur les insufflations est très variable. Les faits prouvent qu'il a fallu quelquefois les prolonger une heure et demie, avant d'amener la respiration spontanée.

« Lorsque, sous leur influence, le cœur s'est ranimé et bat cent à cent trente fois par minute, je crois, dit M. Depaul, qu'il est du devoir du médecin de continuer jusqu'à l'apparition d'inspirations spontanées qui se renouvellent au moins cinq ou six fois par minute : s'arrêter après une première serait, dans beaucoup de cas, compromettre la vie de l'enfant ; mais, lorsque après avoir réveillé les battements du cœur, et même obtenu quelques efforts des muscles inspirateurs, on voit tout cela s'affaiblir et disparaître, on peut, après dix à douze minutes, cesser l'insufflation. Je n'ai jamais vu, dans ce cas, qu'on soit parvenu à ranimer les enfants. »

BIBLIOGRAPHIE

AHFELD. — Beitrage zur Casuistik der Herzkrankheiten wahrend Schwangerschaft, Geburt und Wochenbeet 1872, Archiv. für Gynak, IV, 157.

AMATO. — In Filiahe Selezio (juin 1867).

ANDRAL. — Bull. Société anatomique, 1874, p. 465.

BAMBERGER. — Lehrbuch der Krankheiten des Herzens. Wien, 1857.

ROBERT BARNES. — British medic. Journ., 13 novem. 1875, p. 471.

FAUCOURT BARNES. — London. Obst. Rep. Vol. XVI, p. 263, 1875.

BEAU. — Voir à Ducrest.

BELLUZI (C.). — Rapporto intorno alle memoria letta nella sessione 6 décembre 1866 de l'Academia della Science de l'Instituto di Bologni.

BENNET. — Clinical medicin : obs. 122, p. 585, 5e édition.

BERNHEIM. — Leçons de clinique médicale, 1877. Paris, J.-B. Baillière.

BERTHIOT. — La grossesse dans ses rapports avec les maladies du cœur. — Thèse de Paris, 1876.

CHARCOT et VULPIAN. — Comptes-rendus et mém. de la Société de biologie. 1861, 2e série. Vol. III, p. 209.

CHIARA (V.). — L'anno clinico 1877 (conferenze et rendi conto. 3e conférence, p. 115). Milan, 1878.

COSTA. — Journal de médecine, 1827.

COLNENNE. — Thèse de Paris, 1872.

COHEN. — Drei Falle von künstlicher Frühgeburt nach meiner methode. Monats für Geburtsk, 14, 1859, p. 226.

COHNSTEIN. — Ueber puerperale Herzhypertrophie (Archiv. für pathologische. Anatomie und Physiologie, 1879), p. 147.

DANYAU. — Bull. de la Soc. de chir., 1852, t. II, p. 412.

DARCY. — De l'hémiplégie puerpérale. Thèse, 1877.

DECORNIÈRE. — Essai sur l'endocardite puerpérale. Thèse. 1869.

DEHOUS. — Thèse, 1854.

DEVILLIERS et REGNAULT. — De l'anasarque de la grossesse. (Arch. gén. de méd., 1848).

DOPNER. — Drei Falle von acuter puerperaler Endocarditis. Inaug. Dics. Berlin, 1877.

DUBREUILH. — Union médic., 1854.

Du Castel. — De l'hypertrophie et de la dilatation des ventricules du cœur. (Archives génér. de méd., 1880, janv.).

Ducrest. — Cité par Beau. — Nouvelles recherches sur les bruits des artères (Archives génér. de méd. 1868), 4e série, t. x, p. 28. — Cité par Duroziez.

Durr (O.). — In Caustatt, 1877. — Inaug. dissert.

Duroziez. — Bulletin de la Soc. de méd. de Paris, 1868 (séance du 3 juillet). — De l'influence des maladies du cœur sur la menstruation, la grossesse et son produit. Archiv. de tocol., 1875. — Bulletin de la Soc. de méd. de Paris, 1873 (séance du 11 oct.).

Fischer. — Ein Beitrag zur complication von Schwangerschaft mil chronischen Herzkraukheiten. — Centralblatt für Gynak, 1877, nº 14, p. 253.

Friedreich. — Traité des maladies du cœur. — Traduction française, 1873, p. 361.

Fritzch. — Die Gefahren des mitralis Fehler. Archiv. für Gynak. viii, 373, 1875. — Ein Nachtrag zu den Bemerkungen, zur physiologie und pathologie der circulations apparates bei Wochnerinnen. — Archiv. für Gynak. t. x, p. 270, 1876.

Gehrard. — De ritu et magnitudine cordis gravidarum. Iéna, 1862.

Grassi (E.). — Lo Sperimental, 1876, p. 187. — Gravidanza e malattia di Cuore. — Societa medico-fisica Fiorentina. — 9 déc. 1877.

Gueniot. — Grossesse et traumatisme. G. Masson, 1876, p. 61.

Hecker et Buhl. — Klinik der Geburskunde. Leipsig, 1865, p. 172.

Hohl. — Lehrbuch der Geburshülfe.

Jacquemier. — Thèse 1837, t. xv, nº 466. — Art. du dict. des sc. médic.

Lahs. — Archiv. für Gynak. ix, 306.

Larcher. — De l'hypertrophie normale du cœur pendant la grossesse et de son importance pathogénique. Archiv. gén. de médecine, 1859, t. xiii, p. 221. — De l'hypertrophie normale et temporaire du cœur, liée à la gestation. (Parent, éditeur).

Lebert. — Beitrage zur Casuistik des Herz-und-Gefaeskrankheiten in puerperium. — Archiv. für Gynak. iii, p. 38, 1872.

Lee (Robert). — Midwifery (cité par de Soyre, thèse agrég. 1875).

Leishman. — System of midwifery. iv, février 1873.

Liouville. — Bull. Société anatom. 1874, p. 131.

Lotz (de). — De l'état puerpéral, considéré comme cause d'endocardite. — Mém. Acad. de médec. 1857, t. xxiii, 744. — Rapport de Bouillaud, Bulletins Acad. méd. 1856.

Lohlein. — Ueber das Verbalten des Herzens bei Schwangeren

und Woëhnerinnen. Zeitsch. für Geburtz. und Frauenk 1. B. 3. H., 1876, p. 484.

MAC-CLINTOCK. — Union médicale, juin et juillet 1853.

MACDONALD. — On the bearings of chronic diseases of the heart upon pegnancy and parturicion. The obstetr. Journ. 1877, p. 7 et suivantes.

MAC-NICHOLL. — Case of the ruptur of the heart. Lancet, 1852.

MALACHIA CRISTOFORIS. — Malattie del circolò e dei respiro per l'azione mecanica della gravidanza. (Ann. univ. med. 1863, CXXXXV, 49).

MARTINEAU. — Des endocardites. — Thèse agrég., 1866.

MARTY. — Des accidents gravido-cardiaques. — Thèse de Paris. 1876.

MENIÈRE. — Observations et réflexions sur l'hémorrhagie cérébrale considérée pendant la grossesse, pendant et après l'accouchement. Archives génér. de médec. (1828, t. XVI, p. 489).

MEYBURG. — Archiv. für Gynak. B. XII, p. 114.

MEYER-RUDOLF. — Ueber die endocarditis ulcerosa. (Habitationsschrift. Zurich, 1870, 564).

MORDRET. — De la mort subite dans l'état puerpéral. Mém. Acad. de méd. 1848, t. XXII, p. 153 à 330.

MOSER. — Handbuch des Geburtskunde, in alphabetischer Ordnung (Abortus).

MOYNIER. — De la mort subite des femmes enceintes ou récemment accouchées. 1858. (Mélanges obstétricaux, t. IX, n° 2 et coll. in-8°, p. 437).

NOEGELE. — Lehrbuch, 1867.

OLLIVIER. — Note sur une cause peu connue des maladies organiques du cœur et sur la pathogénie de l'hémiplégie puerpérale (Mémoires et comptes-rendus de la Société de biologie, 1868, 4e série, t. V, p. 195). — Nouvelle note sur l'endocardite et l'hémiplégie puerpérale (Mémoires et comptes-rendus de la Société de biologie, 1869, 5e série, t. I, p. 121. — Etude sur les maladies chroniques d'origine puerpérale. Archives génerales de médecine, 1873).

PETER. — Union médic. 1867. Leçon (Union médic. 1872). Clinique médic., 1re édition, 1873 ; 2e édition 1877. — Grossesse et maladies du cœur. Mémoire inédit. (Récompensé: Prix Capuron, 1875).

PITRES. — Des hypertrophies et des dilatations cardiaques indépendantes des lésions valvulaires. — Thèse d'agrég., 1878.

PLENCK. — Anfangs gründe der Geburtzhülfe. Wien, 1795.

PUTEGNAT. — Quelques faits d'obstétricie. Paris, 1871, p. 56.

QUAIN. — On the fattydiseases of the heart. Méd. chir. Trans., 1850,

RAVEL. — De l'endocardite dans l'état puerpéral. — Thèse, 1874.

RAYMOND. — De la puerpéralité. — Thèse pour le conc. d'agrég. 1880.

REUSS. — Fall 66 in Scanzoni's Beitrage VII, p. 363.

SCRODER (CARL). — Manuel d'accouch. (trad. Charpentier).

SÉE (GERM.). — Union médic., 27 janvier 1874.

SEUVRE. — France médicale, 27 janvier 1874.

SIMON (J.). — Des maladies puerpérales. — Thèse d'agrég. 1866.

SIMPSON. — Monthly journal of medical science. Sept. 1847. Edimb. Monthl journal (février 1854) et the obstetrics mem.

SOYRE (DE). — Dans quel cas est-il indiqué de pratiquer l'avortement ? — Thèse agrég., 1872.

SPIGELBERG. — Mittheilungen aus der gynakologischen klinik. Monatschrift für Geburtskunde 28, p. 439. — Uber die complication des puerperiums mil chronischen Herzkrankheiten (Arch. für Gynak II, p. 536, 1871). Handbuch der Geburtshülfe, 1879.

SPIEGELBERG et GSCHLEIDEN. — Untersuchangen uber die Blutmege trachtiger Hünde. Archiv. für Gynak. IV B, 1872, p. 112.

THORENS. — Bull. soc. anat. 1873, p. 32.

VAST. — Thèse de doctorat, 1864.

VERARDINI. — Del parto provocato et del parto forzato nelle agonizzante et nelle incinte affete der organische cardiopatie. Mem. in-4° (Bologna).

VIRCHOW. — Gesam. Abhandlungen, 1856, p. 711. — Monats. für Geburtsk. 1858, p. 409. — Ueber die chlorose und damit zusammennhangenden anomalien im Gefassapparate, insbesondere über endocarditio puerperalis. (Sitzung der Berliner Gebursthülfichen Gesellschaft. 1879).

WESTPHALL. — Endocarditis ulcerosa in puerperiums unter dem Sehein von puerperalmanie auftretend. Virchow's Archiv., 1861, t. XX, p. 542.

TABLE DES MATIÈRES

A. Parent, imp. de la Faculté de Médecine de Paris, 31, rue Monsieur-le-Prince,
A. Davy, successeur.